"十四五"职业教育国家规划教材

供中等职业教育护理等医学相关专业使用

社 区 护 理

（第 3 版）

主　编　孙　燕

副主编　张志云　宋月琴

编　者　（按姓氏汉语拼音排序）

　　　　刘　凯（长治卫生学校）

　　　　刘　岚（南宁市卫生学校）

　　　　莫　苗（河池市卫生学校）

　　　　桑丽军（吕梁市卫生学校）

　　　　宋月琴（晋中市卫生学校）

　　　　孙　燕（首都医科大学附属北京友谊医院）

　　　　王　丽（北京市丰台区方庄社区卫生服务中心）

　　　　魏晓雷（北京市丰台区右安门社区卫生服务中心）

　　　　席岁月（太原市卫生学校）

　　　　夏　月（首都医科大学附属北京友谊医院）

　　　　辛　阳（沈阳市中医药学校）

　　　　张志云（首都医科大学附属北京地坛医院）

　　　　赵　楠（朝阳市卫生学校）

科 学 出 版 社

北 京

内 容 简 介

本书共分 10 章,主要内容包括社区护理概论、流行病学与卫生统计学在社区护理中的应用、社区环境与健康、社区健康教育与健康档案、以家庭为中心的社区护理、社区重点人群的保健与护理、社区常见慢性病患者的护理与管理、社区常见传染病的护理与管理、社区急性事件的预防与急救、社区临终关怀与护理。

本书设有相应的案例及问题,以培养学生的参与意识和能力训练,亦可巩固既往所学知识。本书各章在相应位置设有链接、考点,同时每章末尾附有自测题;书内配有相关图和表,方便教学和学生学习使用,其内容通俗易懂。

本书可供中等职业教育护理等医学相关专业使用。

图书在版编目(CIP)数据

社区护理 / 孙燕主编 . —3 版 . —北京:科学出版社,2021.10
"十四五"职业教育国家规划教材
ISBN 978-7-03-070480-1

I. 社⋯ II. 孙⋯ III. 社区 – 护理学 – 职业教育 – 教材 IV. R473.2

中国版本图书馆 CIP 数据核字(2021)第 226031 号

责任编辑:段婷婷 / 责任校对:杨 赛
责任印制:霍 兵 / 封面设计:涿州锦晖

科学出版社出版
北京东黄城根北街 16 号
邮政编码:100717
http://www.sciencep.com
天津市新科印刷有限公司印刷
科学出版社发行 各地新华书店经销
*
2009 年 2 月第 一 版 开本:850×1168 1/16
2021 年 10 月第 三 版 印张:9 1/2
2025 年 1 月第十九次印刷 字数:218 000
定价:38.00元
(如有印装质量问题,我社负责调换)

前　言

党的二十大报告指出"人民健康是民族昌盛和国家强盛的重要标志。把保障人民健康放在优先发展的战略位置，完善人民健康促进政策。"贯彻落实党的二十大决策部署，积极推动健康事业发展，离不开人才队伍建设。"培养造就大批德才兼备的高素质人才，是国家和民族长远发展大计。"教材是教学内容的重要载体，是教学的重要依据、培养人才的重要保障。本次教材修订旨在贯彻党的二十大报告精神，坚持为党育人、为国育才。

随着卫生职业教育的发展和社区卫生服务体系的不断健全及完善，以及社区卫生服务工作的不断深入，社区护理作为护理领域中的一门重要学科，已成为社区卫生服务的重要组成部分，其重要性日益突出。社会经济的发展使广大人民群众对健康的需求、对社区卫生服务的需要越来越多，同时科学技术的进步和医疗卫生服务改革的不断深入，对护理人才的数量、质量和结构都提出了更高的要求。

本教材以社区护理概论、流行病学与卫生统计学在社区护理中的应用、社区环境与健康、社区健康教育与健康档案、以家庭为中心的社区护理、社区重点人群的保健与护理、社区常见慢性病患者的护理与管理、社区常见传染病的护理与管理、社区急性事件的预防与急救、社区临终关怀与护理为主体结构进行编写，引入相关知识的最新动态，使教材具有一定的先进性和创新性，可以更好地开阔学生的视野，激发学生学习兴趣。

本教材是结合新时代职业教育改革的新趋势、新思路并按照课程思政的要求编写而成。本教材在第2版的基础上对部分章节内容进行了更新和调整，如增加了流行病学与卫生统计学在社区护理中的应用、社区环境与健康等章节；新增了"医者仁心"模块，培养学生的爱岗敬业精神；本教材内有相应的案例及讨论题，各章在相应位置设有链接、考点，同时每章末尾附有自测题，以培养学生综合运用知识、解决问题的能力，拓宽知识面，掌握教学重点、难点；本教材图文并茂，配有丰富的图片与表格，使教师易教、学生易学。学生和教师还可通过多种途径访问"中科云教育"平台，获取配套的数字化课程学习资源。

本教材的编写是在科学出版社组织的专家组指导下进行的，得到了各学校的大力支持，在此深表谢意。由于编者水平有限，在编写过程中若存在不足或疏漏之处，恳请同道与读者给予批评指正。最后，感谢为中国社区护理工作做出贡献的林菊英先生、蔺惠芳老师！

编　者

2023 年 7 月

配 套 资 源

欢迎登录"中科云教育"平台，**免费**数字化课程等你来！

本教材配有图片、视频、音频、动画、题库、PPT 课件等数字化资源，持续更新，欢迎选用！

"中科云教育"平台数字化课程登录路径

电脑端

▶第一步：打开网址 http://www.coursegate.cn/short/9L5XO.action

▶第二步：注册、登录

▶第三步：点击上方导航栏"课程"，在右侧搜索栏搜索对应课程，开始学习

手机端

▶第一步：打开微信"扫一扫"，扫描下方二维码

▶第二步：注册、登录

▶第三步：用微信扫描上方二维码，进入课程，开始学习

PPT 课件：请在数字化课程各章节里下载！

目　　录

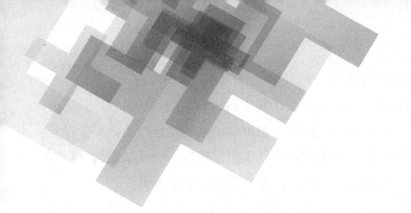

| 第1章 |
社区护理概论

社区护理是社区卫生服务的重要组成部分，在社区卫生服务中发挥着重要的作用。社区护理是将公共卫生学及护理学理论相结合，用以促进和维护社区人群健康的一门综合学科。社区护理以健康为中心，以社区人群为对象，以促进和维护社区人群健康为目标。

第1节　社区与社区卫生服务

一、社　区

（一）社区的概念

"community"（社区）一词由拉丁文演化而来，原意是亲密的关系和共同的东西。社区一词在不同领域有不同的定义，不同的学者也对其有不同的观点。1884年，学者戈派格认为："社区是以地域为基础的实体，由正式和非正式的组织、机构或群体等社会系统组成，彼此依赖，行使社会功能，以满足社区内各类人群的需要。"我国学者费孝通先生将"社区"定义为："是若干社会群体（家庭、氏族）或社会组织（机关、团体）聚集在某一地域里所形成的一个生活上相互关联的大集体。"

我国的社区可分为三个基本类型，即城市社区（通常是以街道和居民委员会为基本单位）、农村社区（通常是以乡镇和村为基本单位）、城镇社区（通常是以城乡接合部的小城镇为基本单位）。近年来，国内也有学者将社区分为生活社区（即居民居住区域）和功能社区（即社会团体、工矿企事业单位等所在区域）。

考点　社区的定义

（二）社区的构成要素

不论社区的大小及分类如何，社区的构成必须包括以下五个要素。

1. 相对固定的人群　是社区形成和发展最基本的要素之一。社区是由人组成，人是社会生活的主体，人口构成了社区的第一要素，是社会生活的必然前提，人口结构如人口的数量、性别、年龄、职业、文化水平、密度、素质等都反映了社区内部的人口关系。在社区中人们的生活需要各种物资、资源等，社区要良性发展，必须要有一个适宜的人口密度和人口数量，人口过多或过少都不利于社区的正常分工和协作。

2. 一定的地域范围　是社区存在最基本的环境条件，也是保障社区良性发展的基础。社区有一定的地域范围和生活空间，社区范围大小不定，社区的地势、资源、气候、动植物、交通等地理生态环境要素，往往能够决定这个社区的性质和未来的发展。例如，地理位置和人文环境比较好的社区，未来会更有发展的潜力。

3.必需的生活服务设施　社区的设施是社区成员生产和生活所必需的物质条件，社区生活需要各种相应的设施，包括学校、医院、银行、药店、超市、道路等。这些生活服务设施能够满足居民的物质和精神需求。生活服务设施的布置要便于居民使用，合理的结构可以提高社区的生产效益，促进居民的健康，美化社区的环境，符合居民的生活习惯。

4.特定的文化背景、生活方式和认同意识　是社区得以生存和发展的内在要素。由于社区居民居住在同一个区域内，在饮食、住房、交通、治安、医疗、娱乐休闲及文化生活等方面常存在相似，因此同一社区成员往往会有共同的认识、共同的利益、共同的问题以及某些共同的需求，由此促进整个社区的发展。

5.相应的生活制度和管理机构　每个社区均有自己的组织机构、行为规范、道德规范等，这是社区正常运行的保证，协调人际关系和行为、满足社区居民需求、解决社区面临的问题，必须依靠相应的管理机构和制度。

（三）社区的功能

社区的功能主要包括以下五个方面。

1.生产、分配及消费的功能　社区内从事生产活动，产品由居民使用消耗，社区通过物资资源调配，满足居民的生活需求，为他们提供生存所需的衣食住行等基本条件。

2.社会化功能　社区是人从家庭走向社会的过渡地带，人的成长是一个不断社会化的过程，社区居民的文化背景和生活习惯差异很大，通过不断的社会化过程，居民之间相互影响，形成社区独特的风俗、价值观念、生活方式和行为习惯。

3.社会控制功能　为了保护社区居民的合法权益，社区需要制订各种行为规范和规章制度，管理生活在社区的人群的社会生活事务，化解各种社会矛盾和维护社会秩序，保护社区居民的利益及安全。

4.社会参与功能　居民在社区的活动场所参加各种活动，相互交流，产生相应的归属感。

5.相互支援功能　关注弱势群体是社会进步和现代文明的体现，比如救助和保护需要帮助的空巢老人、失独家庭及处于疾病或经济困难的特殊人群。社区可以通过设立福利机构，满足居民的医疗、娱乐和相互支持、照顾等功能。

我们从社区的定义、构成要素以及功能可以得出，社区是组成社会的基本单位，社区在整个社会的运行和发展过程中起着非常重要的作用。

二、社区卫生服务

（一）社区卫生服务的概念

社区卫生服务（community health service，CHS）是社区建设的重要组成部分，是在政府领导、社区参与、上级卫生机构指导下，以基层卫生机构为主体，全科医师为骨干，合理使用社区资源和适宜技术，以人的健康为中心、家庭为单位、社区为范围、需求为导向，以妇女、儿童、老年人、慢性病患者、残疾人、贫困居民等为服务重点，以解决社区主要卫生问题，满足基本卫生服务需求为目的，融预防、医疗、保健、康复、健康教育、计划生育技术服务功能等为一体的，有效、经济、方便、综合、连续的基层卫生服务。社区卫生服务机构标志图，见图 1-1。

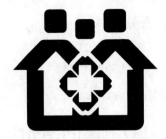

图 1-1　社区卫生服务机构标志图

（二）社区卫生服务的内容

社区卫生服务的主要工作是为社区居民提供"六位一体"综合服务，即融预防、医疗、保健、康复、健康教育、计划生育技术指导于一体的服务。

1. 社区预防服务　从个人、家庭、社区三个层次，根据个体、家庭和群体的不同需求，提供全方位、有针对性的三级预防服务。

2. 社区医疗服务　指为社区人群提供有效、经济、方便的基本医疗服务。主要内容包括常见疾病、多发疾病患者的诊断和治疗；急重症、疑难病症患者的紧急救护、转诊；恢复期患者的继续治疗。社区医疗应特别重视运用适宜技术、中医中药等，以满足广大人民群众的需求。

3. 社区保健服务　指为社区重点人群提供综合性、连续性的保健服务。主要内容包括妇女保健、儿童和青少年保健及老年保健服务。

4. 社区康复服务　社区康复的宗旨是在有关机构的专业指导下，充分利用社区资源，组织康复对象及家属在社区或家庭通过康复训练使患者的疾病好转或痊愈，以减少、减轻残障。如为慢性病患者、残疾人、老年体弱者提供康复服务。

5. 社区健康教育服务　健康教育是社区卫生服务的主要方式之一，是以社区为单位，社区人群为教育对象，以促进健康为目标，进行有目的、有计划、有组织的系统社会活动和教育活动。社区健康教育服务可以促使人们自觉地采纳有益于健康的行为和生活方式，消除或减轻影响健康的危险因素，预防疾病、促进健康、提高生活质量。

6. 社区计划生育技术指导服务　主要为社区育龄妇女提供方便、有效的计划生育基本政策的宣传、计划生育技术的咨询和指导等服务。

考点　社区卫生服务的内容

（三）社区卫生服务的特点

社区卫生服务的特点包括以下几方面。

1. 服务的场所　社区卫生服务的场所是在社区，而且其服务场所的建设也是社区建设的一部分。

2. 服务的对象　社区卫生服务是以个人、家庭、社区人群为服务对象，是主动为居民提供相应的卫生保健服务，以上门服务为主。

3. 服务的内容　社区卫生服务是集预防、医疗、保健、康复、健康教育、计划生育技术指导六位一体的综合性的服务，服务的内容包括生理、心理、社会等各个层面。

4. 服务需要支付的费用　社区卫生服务所需要支付的费用是居民在经济上能够承担的。

5. 服务的地点和时间　社区卫生服务的地点和时间是以居民能够方便地接受服务为宜。

案例 1-1

　　某社区 2020 年出生率 12.13‰，死亡率 4.27‰，人口自然增长率 7.86‰；人群平均期望寿命 77 岁，其中男 74 岁，女 79 岁；该社区患者群第一位疾病为高血压。

问题： 作为社区护士，如何应用三级预防策略来降低高血压的发病率，控制高血压患者的病情发展？

（四）社区卫生服务的三级预防

　　1. 预防医学的概念　是以预防为基本观点，以人群健康和疾病与外界环境之间的关系为研究对象，以公共卫生、社区医学、环境医学、流行病学、卫生统计学和自我保健学为研究手段和措施，以预防和控制疾病、保护和促进健康、延长寿命和提高生活质量为目的的一门应用性医学学科。

　　2. 预防观念的转变　预防医学的思想在中国源远流长，《黄帝内经》中就提出："圣人不治已病治未病。"西方名医希波克拉底在其所著的《空气、水和居住地》中也阐述了预防疾病与环境的关系。19 世纪以来，在人类与急性传染病的斗争中，预防医学取得了举世瞩目的巨大成就，这使得人们对预防医学尤其是预防医学中的公共卫生理念以及预防接种措施刮目相看。近年来，随着疾病谱和死因谱的转变，更多的疾病呈现出多病因，以及需要综合性、长期性医疗照顾的特点，此时针对单因单果的生物医学模式显得缺乏针对性，生物-社会-心理医学模式被普遍接受，医学的重心亦由过去的治愈疾病转向预防疾病的发生。此外，随着人们生活水平的提高，更多人不仅关心是否患病或长寿，而且关心维护和促进健康、提高生命质量、延长健康生存时间。因此，预防医学以及以"预防为导向"的全科或家庭医学逐渐成为世界医学发展的重要方向之一。

　　3. 三级预防策略　疾病的预防和控制工作不仅仅是预防疾病的发生，还包括疾病发生后阻止其发展以及疾病治疗过程的康复防线，要最大限度地减少疾病造成的危害。疾病的预防工作可以根据疾病发生发展的不同阶段相应地采取不同的控制措施，这就是疾病的三级预防。

　　（1）一级预防：又称病因预防，是指通过采取各种预防措施防止致病因素对人体的危害，或提高人体的抗病能力以预防疾病的发生。主要内容是采取针对人群和环境的综合性防治措施。①针对人群的预防措施主要有通过健康教育提高人们的卫生知识水平和增强自我保健能力，改变不良生活方式，提倡合理营养、平衡膳食，加强体育锻炼，增强心理健康，实行计划免疫，提倡计划生育和优生优育，加强妇女、儿童和老年保健等工作。②针对环境的预防措施是创造与维护有益健康的自然环境和社会环境，包括改善生活、生产环境质量，消除危害人群健康的生物性、化学性和物理性等不良因素。一级预防用较低的投入可以获得较高的效益，是最经济、最富有成效的积极措施，是预防医学的重要工作任务和目标，应高度重视并大力提倡。

　　（2）二级预防：又称"三早"预防，是通过早期发现、早期诊断、早期治疗，争取疾病缓解后有良好预后的预防环节。对非传染性疾病采取"三早"预防措施，对传染病采取"五早"预防措施，即在"三早"预防基础上增加早期隔离和早期报告。二级预防的积极之处在于对非传染病诊断治疗越早，预后越好；对传染病可及早控制传染源，切断传播途径，防止流行蔓延。早期发现的措施包括普查、筛检、定期健康体检、高危人群的重点项目检查及设立专科门诊等。早期诊断是二级预防的核心，其基础在于早期发现，而早期诊断又为早期治疗提供了可能。做好二级预防需要加强健康教育，使人们提高识别疾病早期症状的能力，并熟悉疾病防治知识。同时也要提高医务人员业务水平，为二级预防提供技术支持和保障。

（3）三级预防：又称临床预防，是在疾病的临床期（发病期）为了防止疾病的恶化、预防并发症、减少疾病不良反应、防止病残、促进康复以及延长寿命而采取的及时而合理的治疗康复措施。三级预防可以在降低病死率、防止伤残和促进机体功能恢复、延长寿命、提高生存质量等方面发挥重要作用。如对丧失了正常生理功能或功能上有缺陷的人，通过多种形式，采取医学和社会的综合措施，尽量帮助他们恢复或改善生理功能，使他们能够重新获得生活、学习和参加社会活动的能力。

三级预防属于综合性预防保健，涉及预防、医疗、康复、心理、行为、社会等多个领域，需要多学科协同分担完成。在三级预防的多项任务中，社区医务人员主要承担患者教育和咨询、个案发现、筛检和周期性健康检查，以及后期患者的生命质量评价和改善等临床预防工作。由于社区医务人员接受过以个体和群体健康为中心、以临床医学为主的一体化服务训练，能够胜任对服务对象进行长期跟踪式三级预防的组织工作。

考点 社区卫生服务的三级预防

第 2 节　社区护理与社区护士

一、社区护理的概念

社区护理是综合应用护理学和公共卫生学的理论和技术，以健康为中心、以社区为基础、以人群为对象、以家庭为管理单位，对个人、家庭及社区提供连续、动态、综合的服务。

对于社区护理概念，各国有不同的定义。美国护士学会（American Nurses Association，ANA）认为："社区护理是综合公共卫生学与专业护理学的理论，应用于促进与维护群众的健康，是一种专门和完整的实务工作。它的服务不限于一个特别的年龄群，提供连续性、非片断性的服务，其主要职责是视人口群体为一个整体，直接提供护理给个体、家庭或团体，以使全民达到健康。"中国学者认为："社区护理是借助有组织的社会力量，运用公共卫生学及护理学的理论和技术，以社区人群为服务对象，为个人、家庭及社区提供促进健康、保护健康、预防疾病及残障等服务，提高社区人群健康水平的一种护理服务形式。"

从上述定义可知，社区护理的服务场所是社区，服务对象是生活在本社区的人群，包括健康人群、亚健康人群、高危人群、重点保护人群和患者。从事社区护理工作，不仅要具有护理学的知识，还需要有公共卫生学的知识，因此，社区护理包含了社区公共卫生与护理两方面的内涵，它是全科的、完整的、全方位的、贯穿于生命全过程的护理。

二、社区护理的发展过程

（一）国外社区护理的发展概况

社区护理学的起源可追溯到早期的公共卫生及公共卫生护理的发展。回顾历史，社区护理的发展大致可分为四个阶段：早期发展阶段、地段访视阶段、公共卫生护理阶段和社区护理阶段。

1. 早期发展阶段（1859年以前）　由于当时卫生服务资源匮乏、医疗水平有限及护理专业知识的空白，多数患者生病后在家中休养，由家庭主妇看护、照顾。这些家庭主妇也只能给予患者一些基本的生活照顾。而这种简单、基础的家庭护理为早期社区护理的诞生奠定了基础。

2. 地段访视阶段（1859～1900年）　正式的地段访视护理起源于1859年的英国利物浦，当地企业家威廉·拉斯伯恩（William Rathbone）建立了第一个地段访视机构，主要针对贫病者进行家庭访视和护理。这种上门的居家护理不同于医院护理，参与这项服务的护士需要进行培训，她们在访视护士学校学习，毕业后称为"保健护士"。随后，地段访视护理遍及整个利物浦并扩展到其他地区，这时的访视工作多由未接受过正规护理教育的妇女来完成，经费来源靠捐款和救助，访视对象是贫病的个体。

3. 公共卫生护理阶段（1900～1970年）　丽莲·伍德联合卫生所和一些官方组织提供专业护理，使地段访视护理在其服务对象和服务内容上逐步拓宽，其服务对象不再局限于贫病者，而是社区所有的民众，服务范围也从疾病照护扩展到环境卫生、疾病预防、妇幼保健等。而且丽莲·伍德在原来的保健护士前加上"公共"一词，以区别原有的保健护理，从而揭开了公共卫生护理的新篇章。1912年在丽莲·伍德的组织和领导下，美国的公共卫生护理协会成立。从此，公共卫生护理得到了快速发展，其从服务个人、家庭开始走入服务社区，角色也在不断扩展。

4. 社区护理阶段（1970年至今）　随着公共卫生护理的发展，各级政府组织对公共卫生护理的介入不断加深。与此同时，其他专业人员也开始深入社区提供服务。因此，1970年美国护士露丝·依思曼提出了社区护理一词，其目的是区别公共卫生护理和由其他人员提供的护理服务，她认为：公共卫生护理主要体现在"公共"二字，是由政府组织提供的、免费的服务，主要服务于贫病者；而社区护理则是由各种不同形式的卫生机构提供的各种护理服务，社区是其服务的重点，其目的是促进整个社区居民的健康。但在实际工作中，很难将两者完全区分开，公共卫生护理界的先驱们意识到需要把两者整合起来。无论是公共卫生护理还是社区护理，其服务场所都是在民众生活的社区，而非医院，因此，"社区健康护理"一词逐渐被认可和接受（简称为"社区护理"）。

（二）我国社区护理的发展概况

1. 公共卫生护理由国外传入我国，最早可追溯到1923年，当时北京协和医学院为了使培养的医师和护士具有临床医学和预防医学并重的观念，开始开设预防医学课程，同时在兰安生教授的倡导下，与北平卫生科联合创办了公共卫生教学区，称为"北平第一卫生事务所"，其目的是为学生提供实践场所。到 1945 年，北平成立了 4 个卫生事务所教学区，为培养更多公共卫生护士创造了条件。

2. 新中国成立后，北平卫生事务所改为城区卫生局，内设防疫站、妇幼保健站、结核病防治所等公共卫生服务机构，部分医院开设了地段保健科，承担部分公共卫生工作。但此时，护理从高等教育全部改为中专教育，并取消了公共卫生护理课程，虽然城市、农村有三级保健网，但从事预防保健工作的护士却寥寥无几。

3. 1980 年起，我国开始恢复高等护理教育，在高等护理课程中增强了护士预防保健意识和技能的训练。1994 年，卫生部所属的 8 所高等医学院校与泰国清迈大学联合开办护理硕士班，在硕士课程中设置了社区及家庭护理课程。1996 年 5 月至今，各层次护理教育均设立社区护理课程，培养社区保健服务的护理人员，满足人群对社区护理的需求。

三、社区护理工作对象和工作方法

（一）工作对象

社区护理工作的对象是社区范围内的居民个体和群体，具体包括以下人群。

1. 健康人群 在社区中健康人群占的比例最大，包括各个年龄阶段的人群。

2. 亚健康人群 指处于健康与疾病状态者之间的人群，这类人群不能达到健康的标准，表现为一定时间内活力降低，功能和适应能力减退等。

3. 高危人群 指具有某些致病因素的人群，主要是指目前尚健康，但本身存在某些致病的生物因素或不良行为及生活习惯的人群。

4. 重点保护人群 包括妇女、儿童、老年人、慢性病患者、残疾人和精神疾病患者。

5. 患者 指患有各种急、慢性疾病的患者。这类人群可根据其疾病的分期分为临床期患者、恢复期患者、残障期患者及临终患者。

（二）工作方法

社区护士通常采用多种方法开展社区护理工作，常用的工作方法有健康教育、家庭访视和家庭护理等。

四、社区护理工作中的职业暴露

职业暴露是指因职业原因暴露在某种危险因素中，或职业中某种危险因素诱发感染或引发某种疾病的潜在危险，从而损害健康或危及生命。医护人员的职业暴露又分为感染性职业暴露，放射性职业暴露和化学性（如消毒剂、某些化学药品）职业暴露等。

1. 职业暴露因素

（1）社区护士职业暴露意识薄弱：社区护士对职业暴露的认识不足，导致防护措施落实不到位，从而增加了职业暴露的可能性。

（2）社区护士职业暴露防护行为欠规范：安全器具在社区的使用率较低，很多社区护士曾发生过锐器伤。另外，在与传染病患者的血液或体液进行接触时没有戴手套、没有合理和及时处理被污染过的针头等物品、进行操作后没有及时进行手卫生的处理等都容易引发职业暴露。

（3）化学因素：因化学因素导致感染的原因包括各类消毒剂、化学药物。社区所使用的各类消毒剂多具有挥发性，而护士需要与此类药剂频繁接触，此类药剂通过呼吸道以及皮肤会直接损害护士身体健康。在配置化疗药物时，具有毒性微粒的气雾会由此形成，通过人体皮肤、呼吸道以及口吞食方式进入到体内，长时间接触后会损害护士身体健康。

2. 职业暴露防护措施　社区护理管理者应重视对社区护士职业暴露安全防护的相关培训，医院管理部门加强对社区护士职业暴露安全防护行为的监督。通过科学配置，完善必要的防护设施，为临床提供职业安全保障，有效规避职业暴露所致的损伤，为临床护理工作提供一个安全健康的工作环境。

（1）加强培训管理：对护士的防护教育工作需要持续进行，社区可建立相关的护理防护培训计划，保证每一位护士都能够对职业暴露危险性以及职业防护措施有一定认识，自觉强化防护意识。

（2）一般防护措施：护士在社区护理工作过程中，当与有传染性的患者接触时，需要穿戴好隔离衣，并戴好双层手套、护目镜、一次性外科口罩，做好手卫生。如皮肤黏膜遭到污染，需要使用流动水以及肥皂做好彻底的清洗，当不慎溅入到眼中时，则需要立刻使用生理盐水以及流动水做好冲洗。

（3）锐器伤防护措施：在操作过程中，需要保证稳定及准确的动作，使用过的刀片以及针头、缝合针需要立即放置到耐刺、防渗漏以及坚固的容器内，对于使用过的针头禁止回套针帽，有必要进行回套时，需要单手完成，避免针头刺伤手指。当护士被患者体液、血液污染的锐器刺伤后，需要从近心端向远心端做挤压，同时使用肥皂或流动清水清洗，清洗完毕后使用敷料对患处做好包扎，敷料需用酒精及碘伏做好消毒处理，根据暴露原安排护士抽血实施病原学检查，或到专科医院进行进一步处置。

（4）化学因素防护措施：在与化学消毒剂接触时，护理人员需要佩戴好个人防护装置，不能与化学消毒剂直接接触，在对消毒物品进行浸泡时，需要加盖封闭处理，并保证使用时通风良好。在应用细胞毒性药物时，护士需要穿戴好防护衣裤并佩戴好一次性口罩以及双层手套，在操作过程中，需要确保空气流通性较好，并实施集中配置，所使用的生物安全柜需要保证具有防护功能。

考点 职业暴露防护措施

五、社区护士

社区护士是指在社区卫生机构及其他社区有关医疗机构从事护理工作的护理专业技术人员。我国社区护士任职需具备以下条件：①具有国家护士执业资格并经注册；②通过地（市）以上卫生行政主管部门规定的社区护士岗位培训；③独立从事家庭访视护理工作的护士，应具有在医疗机构从事临床护理工作 5 年以上。

（一）社区护士的职责

1. 参与社区诊断，重点是了解社区人群健康状况（健康问题和影响因素）及分布、社区护理需求，参与对健康不良因素的监测工作。

2. 参与对社区人群的健康教育与咨询、行为干预和筛查、建立健康档案、高危人群监测和规范管理工作。

3. 承担就诊患者的护理工作，配合医生进行病情观察与治疗。

4. 承担诊断明确的居家患者的访视、护理工作，提供基础或专科护理服务，为患者与家属提供健康教育、护理指导和咨询服务。

5. 参与对社区传染病预防与控制工作，参与预防传染病的知识培训，提供一般消毒、隔离技术等护理技术指导与咨询。

6. 参与社区儿童计划免疫任务。

7. 参与社区康复、精神卫生、慢性病防治与管理、营养指导工作。重点对老年人、慢性病患者、残疾人、婴幼儿、围生期妇女提供康复及护理服务。

8. 参与计划生育技术服务的宣传教育与咨询。

9. 为临终患者提供临终关怀护理服务。

（二）社区护士的角色

社区护理的服务范围和形式决定了社区护士势必承担多种角色功能，社区护士是不同于医院临床护士的护理专业技术人员，在不同情况和不同时间扮演不同角色。因此社区护士必须具备较高的综合素质和职业素养，在工作中灵活应用自己的知识和技能，完成各种角色的职责。

1. 护理服务的提供者　为生活在社区的患者提供患者本人或其家人无法满足的直接护理是社区护士的基本角色之一。如为患者实施各种治疗性护理；对残疾及康复期患者实施功能训练等。在此过程中，社区护士应用整体护理模式，为患者提供生理、心理、社会文化、感情等全方位的护理服务，维持患者病情稳定，防止病情恶化。

2. 健康意识的唤醒者　健康意识对于居民的身心健康有非常重要的影响，社区护士在日常工作中应致力于唤醒社区人群的健康意识，促使人们积极主动地寻求医疗保健，改变不良生活及健康观念，注重生活质量。

3. 健康教育者和咨询者　随着生活水平的不断提高，人们对自己健康的关注程度日渐增强，社区居民大多并不处于疾病的急性期，他们有条件并且愿意接受健康教育，因此社区护士应充分利用社区资源，根据社区的健康需求，开展多种形式的健康教育，接受居民的健康知识咨询，如组织专题讲座，以及利用微信公众号、板报、宣传栏、科普画册、视听教材开展行为指导、小组讨论、个案学习等，帮助人们树立正确的健康观念，提高居民的保健意识和保健技能。

4. 初级卫生保健者　初级卫生保健工作是最基层的卫生工作，社区护理以健康为中心，其首要任务是促进健康、避免有害因素、预防疾病等。社区护士是实施初级卫生保健的主要执行者，在实现"人人享有卫生保健"这一战略目标中有不可替代的作用。

5. 协调者和合作者　卫生服务是一种团队合作的工作，在这个团队中，有医师、护士、康复治疗师、心理医生、药剂师等，社区护士最了解社区居民的社会文化背景、身体及心理状态，所以在各种社区卫生保健工作中起协调作用，同时社区护士还需要与医师和其他的卫生保健人员、行政管理部门、居委会等合作，做好社区的卫生保健工作。

6. 组织者与管理者　不论在何种社区卫生服务机构工作，社区护士首先是个案管理者，要充分利用社区资源，为个案计划的完整性、连续性提供信息，协助个案选择和决定最适合其使用的健康服务；其次还要做好慢性病及重点人群的健康管理，同时还要对社区医疗机构物资进行管理，协调、组织社区健康教育培训，如居家护理员的培训，以及社区居民自救、互救基本技能培训等。

7. 观察者与研究者　社区护士需要有敏锐的观察能力，以发现疾病的早期症状、儿童的生长发育问题、患者对药物的反应、社区中的环境问题、威胁健康的因素等。同时社区护士还应参与或主持有关研究，以了解各种健康问题、健康行为及疾病的致病因素等，在科学研究的基础上进行护理干预。

8. 社区健康的代言人　社区护士要了解国际、国内的卫生政策和法规，掌握威胁社区居民健康的各种问题，并积极采取措施进行解决。对于社区护理不能解决的问题，如社区内交通安全问题、社区噪声问题等，应上报到有关部门。同时社区护士也是社区弱势群体的健康代言人，如为社区贫困家庭申请医疗救助、为受虐待的家庭成员申请法律援助等。

考点 社区护士的角色

（三）社区护士的能力要求

社区护士所从事的工作比一般医院内的护士所从事的工作范围广，涉及问题多，因此社区护士必须具备高于一般医院护士所需要的专业知识和技能，同时需要把护理学和公共卫生学的知识和技能有机结合，灵活应用。社区护士必须具备以下能力要求。

1. 具有以促进社区健康为己任的责任感　社区护士是社区健康的骨干力量，必须具备高度的责任心、良好的职业道德、热忱的服务态度，积极奔走于社区，了解社区的健康需要，对所有居民一视同仁，为有不同健康需求的个体、家庭、群体提供专业性服务。同时以身作则，为公众树立健康的楷模。

2. 具有丰富的专业知识和经验　社区护理服务内容广泛，工作性质相对独立，因此要求社区护士必须具有丰富的医学护理知识和临床工作经验，不仅要了解各种疾病的临床转归及预后，也要对疾病开始流行等情况保持高度的敏感性，熟悉流行病学、统计学、社会学、家庭与婚姻、人际关系与沟通、老年医学等知识，充分利用社区和家庭各种资源，采取切实可行的措施来促进和维护社区健康。

3. 具有良好的专业素质和服务态度　社区护士在工作中不仅需要合作者的支持、帮助及协调，同时还需要服务对象的理解与配合。而服务对象具有不同的年龄、民族、家庭及文化差异，这就要求社区护士具备良好的专业素质、高尚的职业道德、和蔼的服务态度，与服务对象建立融洽的关系，促进社区护理工作的开展。

4. 具有独立分析和解决问题的能力　社区护士的工作对象是全体社区居民，服务内容也涵盖了从健康到疾病全过程中可能出现的所有问题。由于社区护士经常处于独立工作状态，需要独立完成健康咨询、健康教育和健康指导，独立完成各项护理技能操作，独立判断、处理各种突发事件等，因此必须具备独立分析和解决问题的能力。

5. 具有科研和创新能力　社区护士不仅肩负着面向社区居民提供社区护理服务的职责，同时也肩负着发展社区护理、不断探索适合我国的社区护理模式、完善护理学科的重任。社区护士要不断地充实理论知识，提高业务水平，在社区护理实践中不断摸索，善于发现问题、总结经验、提出新的观点，独立或与他人共同进行社区护理的科研活动，推动我国社区护理的发展。

6. 具有自我防护能力　社区护士的自我防护包括三个方面，即法律意识的自我防护、职业安全的自我防护及人身安全的自我防护。首先社区护士应熟知相关的法律法规，必须做到懂法用法，在为家庭提供医疗护理服务时，社区护士要增强法律意识，提供医疗护理服务前，要与患者或家属签订相关协议书，在操作时严格遵守操作规程，完整记录患者的病情及提高医疗护理服务的内容；其次社区护士在进行家庭护理时，要注意对传染病的防护，加强职业安全意识，严格遵守消毒隔离制度，防止自身感染或交叉感染；最后在进行家庭出诊、治疗和护理时应加强自我人身安全防护。

第 3 节　护理程序在社区中的应用

护理程序是护理工作中一种科学、系统的思维与工作方法，它共分五个步骤，即评估、诊断（或问题）、计划、实施和评价，是一个持续的循环过程。在社区卫生服务中，社区护士同样要掌握护理程序的各个步骤，无论对个人、家庭或社区，都要严格按照护理程序来收集资料，分析并评估个人、家庭或社区的健康状况，找出主要问题，制订相应的护理计划，实施各项措施后再加以评价。

社区护理程序是护理程序在社区护理中的应用，护理对象更加侧重于群体，包括个人、家庭和社区。一般包括社区护理评估、社区护理诊断、社区护理计划、社区护理计划实施和社区护理评价五个步骤。

一、社区护理评估

社区护理评估是护理程序的第一个步骤，是社区护士运用调查、访谈等方法收集与社区健康相关资料的过程。通过评估发现社区存在的或潜在的健康问题，从而进一步制订社区护理计划，为实施护理干预措施提供依据。

（一）评估的内容

社区护理评估要收集地理环境、气候、人为环境及人口特征等资料。

1. 地理环境

（1）社区所处位置及范围：如社区的位置处于农村、城市还是城乡接合部，面积大小，相邻区域的特点，是否邻近商业区、交通枢纽等。

（2）自然环境：社区周围有无森林、河流、山脉，河流可能发生洪水，也是溺水事件发生的场所，评估居民是否可以利用这些自然资源进行健身、娱乐。

2. 气候 包括气温、降水、气压、气流等，社区护理评估时需收集社区所在地域的气候特点，某些疾病的发生与气候因素密切相关。

3. 人为环境

（1）社区环境污染：社区内是否有工厂、农田、垃圾处理厂，是否对社区居民健康造成影响。工厂排出的废气、废水、废渣；农田施撒的农药、化肥，都是造成环境污染的重要原因，会影响社区居民健康。

（2）社区医疗设施：社区是否有便于居民利用的医疗设施。

4. 人口特征

（1）人口数量：包括居住在社区的常住和流动人口数量，家庭数量，人口密度等。人口数量的多少以及人口密度大小，决定了社区护理的工作量及人员配置。

（2）人口结构：包括年龄、性别、民族、婚姻状况、文化程度、职业、收入等，人口结构不同，对社区护理的需求不同。如以老年人为主的社区需要更多的养老照护服务。

（3）人口变动：人口增加会加大社区卫生服务的需求，人口流动率大也会加重社区护理的工作量。

（4）人口健康状况：常见慢性病的患病率、死亡率，传染病的发病率等，是评价健康状况的疾病指标，可以反映本社区居民的健康状况，为社区制订护理计划提供理论依据。

（5）社会系统

1）保健系统：社区内医疗机构的种类、数量，利用情况，与其他系统之间的关系。

2）行政系统：街道办事处及居委会的位置、数量、职能、工作时间，保健工作的开展情况。

3）经济系统：社区居民收入水平，低收入居民所占比例。

4）教育系统：社区内学校的数量、层次、类型是否满足居民教育需求。

5）福利系统：社区内养老院、福利院、托幼园所的数量、经营类型等。

6）安全、交通系统：社区内公共安全机构如派出所、消防队的数量、位置，居民住所消防设施的布局；社区周边的交通设施数量、类型。

7）娱乐系统：社区内电影院、公园、娱乐场所的数量、分布及利用情况。

8）通信系统：社区内电话、网络、电视、广播等设施是否完备。

9）宗教信仰系统：社区内有无宗教组织，宗教活动场所。

（二）评估的方法

社区评估的目的不同，评估的规模大小不一，故评估的方法多种多样。实际工作中需要根据社区护理工作的具体要求，依据所收集资料的类型，选定相应的评估方法。

1. 收集资料 主要包括社区评估、家庭评估和个人评估资料。

（1）社区评估资料：是社区护理评估的最基本内容（主要收集的资料详见评估内容）。

（2）家庭评估资料：家庭是构成社区的基本单位，家庭情况对社区居民健康有很大影响。主要收集的资料包括家庭的一般资料、家庭的结构、家庭的功能、家庭生活周期及家庭环境。

（3）个人评估资料：包括个人的生理、心理及社会状况评估。资料可分为主观资料与客观资料，又可分为既往资料和现有资料。

评估资料分为主观资料和客观资料。主观资料需要通过实地调查，同时运用观察者的视觉、听觉、嗅觉、味觉、触觉收集；客观资料则是通过查阅文献、问卷调查、访谈、参与式观察等方法收集。

2. 分析资料　社区资料的分析，是社区护士对收集到的资料进行分类、整理、研究的过程，目的是发现社区中现存的或潜在的健康问题、相关因素和危险因素，为护理诊断提供依据。

资料的分析，一般可运用计算机分析软件对所收集资料进行统计学分析。不同的资料类型，选择不同的统计学指标和分析方法。

二、社区护理诊断

社区护理诊断是对个人、家庭、群体及社区现存的或潜在的健康问题的反映及其相关因素的陈述。

社区护理诊断通常采用 PSE 方式陈述，即 P（problem，健康问题）、S（symptom 或 sign，症状、体征或主客观资料）、E（etiology，病因或危险因素），例如，婴儿死亡率过高（P），死亡率高达 20‰（S），与家长喂养不当、疏于照顾等有关（E）。

当出现多个社区护理诊断时，应根据问题的重要性、紧迫性进行排序。遵循的原则一般是默克提出的八个排序标准：①社区对问题的了解；②居民对问题解决的动机；③问题的严重程度；④可利用的资源；⑤预防的效果；⑥护士解决问题的能力；⑦健康政策与目标；⑧解决问题的持续性与快速效果。对每个社区护理诊断进行评分，根据总分高低来决定优先解决的顺序。

三、社区护理计划

社区护理计划是为解决社区健康问题所制订的护理计划，可作为社区护理评价的衡量标准。

1. 确定社区护理目标　目标的制订要做到 SMART（specific、measurable、attainable、relevant、timely），即特定的、可测量的、可达到的、相关的、有时间期限的，以便于护理计划的落实和护理评价的实施。目标一般分为近期目标和远期目标。近期目标是具体目标，在较短时间内可以实现，是实现远期目标所要达到的阶段性结果；远期目标是总目标，需要较长时间才能实现，是实施计划后应达到的理想结果。与远期目标相比，近期目标应明确、具体、有针对性、可以观察和测量。

2. 制订社区护理实施计划　社区护理实施计划是社区护士帮助护理对象达到预定目标所

采取的具体方法。制订实施计划时，应先确定目标人群、可利用的资源、社区护理计划实施小组、最佳干预策略和方法等，然后在反复评价和修改的基础上制订。具体步骤包括：选择合适的社区护理措施、为社区护理措施排序、确定所需资源和来源、记录社区护理计划、评价和修改社区护理计划。

3. 制订社区护理评价计划　制订评价计划时，可参照 4W1H 原则，即社区护理计划应明确参与者（who）、参与者的任务（what）、执行时间（when）、执行地点（where）以及执行方法（how）。

四、社区护理计划实施

实施社区护理计划是社区护士将制订好的社区护理计划付诸实施的过程。实施时有以下注意事项。

1. 社区动员　计划实施前，需在社区进行广泛宣传与发动，以取得社区领导和群众的支持与参与。

2. 明确资源　计划实施前，社区护士需再次确认所需资源是否已经到位。

3. 分工协作　计划实施通常需要团队的合作，社区护士应该做到分工明确、责任到人，此外还要注意部门间的统筹协调，确保计划得以实施。

4. 及时调整　计划实施过程中可能出现一些意外情况，社区护士应适时调整、修改和完善社区护理计划，确保计划实施效果。

5. 如实记录　社区护士应对计划实施的全过程如实记录，包括计划执行的情况、护理对象的反应、护理效果及护理计划实施过程中产生的新的需求等，体现护理过程的动态性与连续性。记录格式常采用 PIO 格式，即"问题＋护理措施＋结果"格式。

五、社区护理计划评价

社区护理计划评价主要评价护理活动实施后的效果，将护理对象的实际状态与护理目标做比较，确定达标程度。通常分为过程评价和结果评价两类。

1. 过程评价　是实施过程中的阶段性评价。评价的目的是及时反馈信息，纠正过程偏差，不断修改和完善计划，以确保计划顺利完成。

2. 结果评价　是社区护理目标实现情况的评价，即实施后效果与制订目标的比较。若护理目标完全实现，说明护理措施有效，可以继续实施；若目标部分实现或未实现，应认真分析原因，并重新评估，从而形成社区护理程序新循环。

在社区护理中，可任选一种方法评价，也可两者结合，既有过程评价，又有结果评价。评价要按照护理计划中设计的评价方法系统地执行，评价过程应详细记录并在结束后进行归纳总结。

自 测 题

一、名词解释

1. 社区的定义

2. 一级预防

3. 社区护理评估

二、单选题

1. 首次提出"社区护理"一词的是

    A. 菲碧奥拉   B. 威廉·拉斯伯恩

    C. 丽莲·伍德   D. 露丝·依思曼

    E. 圣非比

2. 社区护理起源于

    A. 临床护理   B. 替代护理

    C. 康复医学   D. 公共卫生护理

    E. 以上都不是

3. 社区护理服务对象

    A. 健康人群   B. 亚健康人群

    C. 高危人群   D. 重点保护人群和患者

    E. 以上都是

4. 社区护士角色叙述，以下错误的是

    A. 协调者和合作者

    B. 代言人

    C. 教育者和咨询者

    D. 社会福利提供者

    E. 观察者与研究者

5. 有关社区护理程序的描述，错误的是

    A. 是指导社区护士工作及解决问题的方法

    B. 是由评估、诊断、计划、实施四部分组成

    C. 是社区护理活动的循环过程

    D. 是一个有计划、有决策与反馈功能的过程

    E. 是护理程序在社区护理中的应用

三、简答题

1. 简述社区的主要功能。

2. 简述社区护士的角色。

3. 简述社区护理评估的内容。

（辛 阳 赵 楠 莫 苗）

|第 2 章|
流行病学与卫生统计学在社区护理中的应用

社区护理是将公共卫生学及护理学的知识与技能结合，借助有组织的社会力量以社区为基础，人群为服务对象，对个人、家庭及社区提供服务。因此，社区护士需要熟悉和掌握流行病学常用的基本知识，并通过调查和统计分析，对社区内人群的健康状况作出评估，制订出社区护理计划，以及评价社区护理效果。掌握一定的流行病学方法和卫生统计学知识对社区护理工作有着重要的意义。

第 1 节　流行病学概述

（一）流行病学的概念

流行病学是预防医学的重要学科之一，是从群体水平研究疾病和健康的学科。流行病学在描述人群中疾病和健康事件的分布，探讨流行的原因，提出预防和干预措施，评价预防措施的效果方面都有独特的作用。近年来，随着流行病学原理和方法的不断完善和发展，其应用范围不断扩大，在预防医学、临床医学、基础医学和康复医学等各个医学领域，甚至医学以外的众多研究领域得到广泛的应用。

流行病学是研究人群中疾病与健康状况的分布及其影响因素，研究防治疾病及促进健康的策略和措施的科学。从定义上看，流行病学的研究对象是人群，研究内容是群体事件。流行病学的研究往往是从事件的"分布"入手，真实地描述了分布的状况，分析造成差异的原因，从而制订预防和控制疾病的策略，并提出具体措施。

考点 流行病学的概念

（二）流行病学的研究范围

目前，流行病学在医学各领域的应用日益普及，流行病学的研究范围和内容日益扩大，主要包括以下几个方面。

1. 疾病与健康状况的分布　研究某疾病或健康状况在不同地区、时间、人群中的表现，如发病率、患病率、死亡率等，以及某些数值变量的平均值，为卫生决策提供依据，并通过"三间分布"即时间、地区、人群分布的差异，分析影响分布的因素，提出进一步研究的假设。

2. 探讨疾病的病因和流行因素　有许多疾病的病因至今尚未明了，流行病学可用来探讨病因。

3. 用于临床诊断、治疗和估计预后　通过对疾病分布的正确认识，对疾病的临床症状、体征及实验室检查结果诊断价值的估计，对疾病自然史的准确了解，都可以帮助临床医师对患者的病情做出迅速、准确的判断，这就首先需要临床医师从群体角度对疾病有所了解和认识，这正是流行病学研究的基本任务。另外，临床上对疾病的治疗常有多种方案可供选择，不同药物和治疗方案的疗效和副作用如何，不能仅仅简单地依靠临床医师的经验判断，而应该采用严格的流行病学实验进行评价。

4. 用于疾病的预防和控制　我们一直提倡"预防为主"的卫生工作方针，对疾病的病因、分布和流行因素进行深入调查研究，充分了解当地的卫生状况是预防控制疾病的前提，疾病监测也是预防疾病的重要手段，这些都是流行病学研究的基本任务。

5. 用于防治效果评价　采取某项措施后的效果如何评价，如发病率是否下降、人群健康状况是否改善，均需应用流行病学研究进行评价。另外，为了保证有限的资源最大限度地发挥效用，对于每项措施的投入及其所产生的效益（产出）在经济学上是否合理，也需要通过流行病学方法加以估计。

（三）流行病学的研究方法

根据是否由研究者控制研究条件，或者是否有人为的干预，流行病学的研究方法可以分为观察性研究（观察流行病学）和实验性研究（实验流行病学）。

1. 观察性研究　研究者通过客观地收集人群相关暴露因素和疾病的资料，评价暴露因素与疾病之间的联系。根据研究是否设置对照组，观察性研究可分为描述性研究和分析性研究。

（1）描述性研究：又称描述流行病学，是观察性研究中的重要方法，是流行病学研究的基础方法，通过观察详细记载疾病或健康状况，按时间、地点、人群的分布特点，即"三间分布"，为进一步研究提供线索。另外，通过描述性研究，将病例分布与某些因素的分布进行对比，根据其特点与差异，有可能对疾病病因提出假设。描述性研究有以下几种研究方法。

1）现况调查：又称横断面调查，是指在短时间内（某一时点或某一期间）对某一特定人群中的某种疾病或健康状态进行调查，从而描述该疾病或健康状况的分布及其相关因素关系的调查方法。主要适用慢性病或慢性损害的调查。现况调查的常用方法有普查和抽样调查。

普查是指为了了解某病的患病率或某人群的健康状况，在特定时间内对特定范围人群中所有成员进行调查。要求时间尽可能短，即便是大规模普查，时间也不宜超过 3 个月。

抽样调查是指从确定的某人群（总体）中随机抽取部分观察单位（样本）进行调查，根据样本信息推论总体特征的调查方法。

2）生态学研究：又称相关性研究，是在群体水平上研究某因素与疾病之间的关系，通过描述不同人群中某因素的暴露状况与疾病的频率，分析该暴露因素与疾病之间的关系。生态学研究在收集资料时是以群体为单位的，这是生态学研究的最基本特征。

（2）分析性研究：又称分析流行病学，一般是选择一个特定人群，对由描述性研究提出的病因或流行因素进行验证。常用的研究方法主要有两种。

1）病例对照研究：是选定患有某特定疾病的一组患者作为病例，以未患该病但具有可比性的人群作为对照，测量并比较病例组与对照组中各因素的暴露比例，经统计学检验，若两组差别有意义，则可认为因素与疾病之间存在着统计学上的关联，用以判断暴露危险因素与某病有无关联及其关联程度的一种观察性研究方法。它是一种回顾性研究方法。

2）队列研究：是选定暴露及未暴露于某种因素的两组人群，随访观察一定时间，比较两组人群某种疾病结局（发病或死亡）的差异，从而判断暴露因素与发病或死亡有无因果关联及关联大小的一种观察性研究方法。其包括前瞻性队列研究、历史性队列研究和双向性队列研究，它是一种前瞻性研究方法。

2. 实验性研究　又称实验流行病学，与观察性研究的不同之处在于实验者掌握事物变化的条件，研究人员可以根据需要人为地给研究对象施加某种干预措施，因此易于得出结论，这是实验性研究优于观察性研究之处。实验流行病学是在人群现场中进行的，主要有社区干预试验、临床试验和现场试验。由于流行病学的研究对象是人群，在进行流行病学实验研究时，所有给人施加的措施或手段，必须保证符合《世界医学大会赫尔辛基宣言》，确保对人无害。

（1）社区干预试验是以社区人群为研究对象，主要用于观察某项预防措施的效果，还可以用于病因研究。

（2）临床试验是以患病人群为研究对象，主要用于药物或治疗措施的临床效果研究。

（3）现场试验是将研究对象分为两组，一组作为试验组给予干预，另一组作为对照组不给予干预，经过一段时间的观察，对比两组研究对象的结果有无差异，从而判断干预措施的效果。

考点　病例对照研究和队列研究概念

第 2 节　流行病学在社区护理中的应用

（一）社区护士在流行病学管理中的作用

在社区护理工作中，需要运用流行病学的知识和观点对社区居民的疾病和健康状况进行调查和分析。社区护士作为社区护理工作的主要执行者，在流行病学管理中承担着至关重要的作用。

1. 社区护士是社区居民疾病和健康资料的收集者　社区护士可以从社区有关部门获得资料，或通过参与社区活动有意识地观察社区居民，了解他们所掌握的知识、信念等与健康相关的各种行为，从而收集社区居民的疾病和健康资料。

2. 社区护士是社区居民资料的整理和分析者　社区护士通过流行病学的调查、整理、分析，准确地掌握社区中主要危害人群健康的因素、影响程度、分布和作用规律。

3. 社区护士为社区流行病学调查提供科学依据　社区护士通过对社区居民健康状况及生活质量的评估，为社区健康教育的计划和实施提供科学依据。

（二）流行病学在社区护理中的应用

在社区护理工作中，应用流行病学指导社区护理工作的开展。

1. 促进社区护理评估和诊断的开展　在社区护理评估过程中用流行病学知识可以获取社区居民的健康状况，发现与健康相关的危险因素，从而发现社区居民的主要健康问题，有针对性地提出护理诊断，确保社区居民的健康。

2. 有助于社区护理计划的制订和护理措施的执行　在社区护理评估过程中运用流行病学的研究方法有助于确定需要优先考虑解决的社区健康问题，同时为制订以社区为中心的护理计划和护理措施提供依据。

3. 完善社区护理评价体系　在社区护理评估过程中利用流行病学相关知识对社区护理实施的效果进行评价，以便更好地为社区居民的健康服务。

第 3 节　卫生统计学在社区护理中的应用

（一）卫生统计学的基本概念

统计学是研究数据的收集、整理和分析的一门科学，帮助人们分析所占有的信息，达到去伪存真、去粗取精、正确认识世界的一种重要手段。卫生统计学是应用数理统计学的原理与方法研究居民健康状况以及卫生服务领域中数据的收集、整理和分析的一门科学。

1. 同质与变异　研究对象具有相同的背景、条件、属性称为同质；同一性质的事物，其个体观察值（变量值）之间的差异，在统计学上称为变异。

2. 总体与样本　总体是根据研究目的确定的同质观察单位的总体，更确切地说，是同质的所有观察单位某种变量值的集合。从总体中随机抽取有代表性的一部分观察单位，其测量值（或观察值）的集合称为样本。

（二）社区护理常用的生命统计指标

1. 出生率　表示某地某年平均每千人口中的出生（活产）人数，是反映一个国家或地区人口生育水平的基本指标。计算公式为

$$出生率 = \frac{某年出生（活产）人数}{同年平均人口数} \times 1000‰$$

2. 死亡率　表示在一定期间内一定人群中，死于某病（或死于所有原因）的频率。计算公式为

$$死亡率 = \frac{某期间内（因某病）死亡总数}{同期平均人口数} \times 1000‰$$

死于所有原因的死亡率是一种未经过调整的率，也称粗死亡率。死亡率也可按不同特征（年龄、性别、职业、民族、种族、婚姻状况、病因等）分别计算死亡专率。

死亡率是用于衡量某一时期一个地区人群死亡危险性大小的一个指标。死亡率既反映一个地区不同时期人群的健康状况和卫生保健工作的水平，也可为该地区卫生保健工作的需求和规划提供科学依据。

3. 病死率　表示在一定时期内，患某病的全部患者中因该病死亡者所占的比例。计算公式为

$$病死率 = \frac{某期间因某病死亡人数}{同期该病的患者数} \times 100\%$$

该指标表示确诊疾病的死亡概率，通常用于病程短的急性病，以衡量疾病对人生命威胁的程度，也可作为评价诊疗水平的指标。

4. 死因构成比　又称相对死亡比，指死亡于某死因者占总死亡数的百分比，反映各种死因的相对重要性。计算公式为

$$死因构成比 = \frac{因某种死因死亡人数}{总死亡人数} \times 100\%$$

5. 婴儿死亡率　指某年平均每千名活产数中不满周岁（婴儿）的死亡数。计算公式为

$$婴儿死亡率 = \frac{同年未满1周岁婴儿死亡数}{某年活产总数} \times 1000‰$$

婴儿死亡率是反映社会卫生状况和婴儿保健工作质量的重要指标，在国际间常作为评价医疗卫生质量的一个指标。该指标的影响因素较多，如传染病、先天畸形、营养状况、医疗条件等，降低婴儿死亡率是妇幼保健的目标之一。

6. 发病率　表示一定时期内某人群发生某病新病例的频率，是反映疾病对人群健康影响和描述疾病分布的一项测量指标。计算公式为

$$发病率 = \frac{某人群某时期某病新病例数}{某人群同期平均人口数} \times K$$

式中 K 为比例基数，选定可根据习惯，如治愈率常用百分率，人口出生率常用千分率，恶性肿瘤死亡率常用十万分率。且为便于比较可使算得的率至少保留 $1 \sim 2$ 位整数。

平均人口数指可能会发生该病的人群数，那些正在患病的或不可能患该病的人不应计算入分母内。

7. 罹患率　与发病率一样，也是测量人群新病例发生频率的指标。与发病率相比，罹患率适用于小范围、短时间内疾病发生频率的测量，观察期限可以以日、周、月为单位。常用于疾病暴发或流行时的调查，如传染病、食物中毒、职业中毒等暴发的调查。计算公式为

$$罹患率 = \frac{某人群某时期某病新病例数}{同时期内暴露人口数} \times K$$

暴露人口数指有可能发生该病的人群数，那些不可能患该病的人，如传染病的非易感者（曾患该传染病的人、有效接种疫苗者）不能算作暴露人口。

8. 患病率　又称现患率，表示某时点某人群中患某病的频率，反映病程较长的慢性病的发生或流行情况。计算公式为

$$患病率 = \frac{某地某时点某病患病例数}{该地同期平均人口数} \times K$$

9. 感染率　表示在某个时间内被检查的人群中，某病现有感染者人数所占的比例。计算公式为

$$感染率 = \frac{受检者中阳性人数}{受检人数} \times 100\%$$

感染率是评价人群健康状况的指标，常用于研究某些传染病或寄生虫病的感染情况和防治工作效果，它可用于估计某病流行趋势，也可为制订防治措施提供依据。

考点　病死率和死亡率概念及意义

（三）常用的卫生统计学在社区护理中的应用

1. 率　又称频率指标或强度相对数，指在一定条件下某现象的实际发生数与可能发生该现象总数的比值，用以说明某现象发生的频率或强度。常用百分率（%），千分率（‰），万分率（1/万），十万分率（1/10万）等表示。计算公式为

$$率 = \frac{某时期内实际发生某现象的观察单位数}{同时期内可能发生该现象的观察单位总数} \times K \quad (K=1)$$

例：某区某年全年的急性传染病的发生例数为 2433 人，该区同年年平均人口数为 636 723 人。求该区的急性传染病发病率。

$$急性传染病发病率 = \frac{2433}{636\ 723} \times 1000‰ = 3.82‰，即平均每千人中有 3.82 人发病。$$

2. 构成比　又称构成指标或结构相对数，指某一事物内部各构成部分占整体的比重，常用 100% 作为比例基数，故又称百分比或百分构成比。计算公式为

$$构成比 = \frac{某一组成部分的观察单位数}{同一事物各组成部分的观察单位总数} \times 100\%$$

例：某中职学校 2020 级新生年龄分布情况如表 2-1，试计算各年龄段构成比。

$$15 岁学生占 2020 级新生的比重 = \frac{75}{1054} \times 100\% = 7.1\%。$$

计算构成比时注意各组成部分的构成比之和应为 100%，计算时可适当调整尾数取舍，使总和等于 100%。

表 2-1　某中等职业学校 2020 级新生年龄构成比

年龄（岁）	人数	构成比（%）
15 ～	75	7.1
16 ～	482	45.7
17 ～	341	32.4
18 ～ 19	156	14.8
合计	1054	100.0

3. 相对比　又称对比指标，指两个有关的但又相互独立的统计指标之比，说明两指标间的比例关系，常用倍数或百分数表示。计算公式为

$$相对比 = \frac{甲指标}{乙指标} (\times 100\%)$$

例：我国 2010 年人口普查的男性人口数为 686 852 572 人，女性人口数为 652 872 280 人，则男女性别比 = 686 852 572/652 872 280 = 1.052，即男性人口数是女性的 1.052 倍。

自 测 题

一、名词解释

1. 卫生统计学

2. 同质

3. 死亡率

二、单选题

1. 流行病学研究的对象是

　A. 疾病　　　　　B. 患者

　C. 健康人　　　　D. 人群

　E. 亚临床型患者

2. 疾病的三间分布是指

　A. 年龄、季节、地区分布

　B. 时间、地区、人群分布

　C. 病因、宿主、环境分布

　D. 年龄、季节、职业分布

　E. 职业、性别、地区分布

3. 常用的流行病学研究方法有

　A. 个案调查及暴发调查

　B. 描述疾病的人群、时间及空间分布

　C. 病例对照研究及定群研究

　D. 个案调查、暴发调查、现况调查、病例对研究及定群研究

　E. 观察性研究和实验性研究

三、简答题

1. 简述流行病学研究范围。

2. 2020 年某社区总人口 10 万人，患某病患者数 1000 人，年内因该病死亡 50 例，请问：该社区 2020 年期间该病的病死率是多少?

3. 简述社区护士在流行病学管理中的作用。

（辛　阳　赵　楠　莫　苗）

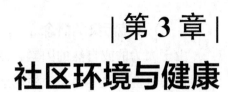

|第3章|
社区环境与健康

环境是人类赖以生存的物质基础，人类与环境密不可分，人类的生存既依赖于环境，又不断地适应和改造着环境。社区环境是居民生存和活动的必要条件之一，我们应重视社区环境卫生，深入研究环境与健康的关系，制订有效的防控措施，才能保持生态平衡，避免环境退化和失衡，促进人类与环境的和谐发展，保障社区居民的健康。

第1节　环境与环境污染

一、环境的概念

环境是指在特定时刻由物理、化学、生物及社会各种因素构成的整体状态，这些因素对生命机体或人类活动直接或间接地产生现时或远期作用。根据环境的要素属性，环境可分为自然环境和社会环境。

1. 自然环境　是天然形成的，在人类出现之前便已客观存在，如大气、阳光、水、土壤、岩石和许多动物、植物、微生物等，是人类及其他一切生物赖以生存的物质基础。根据人类活动对其的影响程度，自然环境又可分为原生环境和次生环境。

（1）原生环境：是天然形成的，未受或少受人为因素影响的环境。严格地说，只有人迹罕至的原始森林、荒漠、冻土、海洋深处等才是原生环境。原生环境常常存在对机体健康有利的因素，如清洁的空气和水、充足的阳光、适宜的微小气候、食物及绿化的植被等。但是，原生环境也可能给人类健康带来危害，如由于地质环境中某些化学元素的分布不均，造成一些地区水和土壤中某些元素过多或过少，从而引起生物地球化学性疾病。

（2）次生环境：是在人为因素的影响下形成的或人工改造了的环境。生活环境、劳动环境，都属于次生环境。次生环境包括人工优化环境和污染的环境，后者是危害人类健康的主要环境因素。

2. 社会环境　是指人类在生活、生产和社会交往活动中所形成的各种关系与条件，具体的社会环境是指社会政治制度、经济状况、文化教育、人口发展、风俗习惯、生活方式和医疗卫生服务等。社会环境因素不但可以直接影响人群的健康状况，而且还可以影响自然环境和人的心理环境。目前，受社会环境因素影响的心脑血管疾病、恶性肿瘤、心身疾病等，已对人类健康造成严重危害。

考点　环境的概念及组成

二、环境污染及其危害

（一）环境污染的概念

由于人为的或自然的因素，使环境的结构和功能发生变化，引起环境质量下降，影响了人类和其他生物的生存，这种现象称为环境污染。严重的环境污染称为公害。由于严重的环境污染引起的地区性疾病称为公害病。

（二）环境污染物的来源

进入环境并引起污染的有害物质称为环境污染物。环境污染物可以是自然形成的，也可以在人类活动中产生，其中以人为因素最主要。因此，环境污染物一般来源于以下几方面。

1. 生产性污染　包括工业生产污染和农业生产污染，前者主要是工业"三废"（废气、废水、废渣）的排放，可污染空气、水、土壤和食物；后者主要是农业生产过程中使用的农药、化肥等，会在土壤、农作物、禽畜产品及野生生物中有残留。

2. 生活性污染　主要是生活"三废"（垃圾、粪便、污水）及医院污水、医院废弃物等污染环境，并可孳生蚊蝇，传播疾病。

3. 交通性污染　汽车、火车、飞机可排放大量碳氢化合物、氮氧化物等；船舶往来和海上事故，可造成江河、海洋的石油污染。

4. 其他　包括通信设备所产生的微波和其他电磁辐射；医用和军用原子能及放射性核素研究机构所排出的放射性废弃物和飘尘；自然灾害如火山爆发、洪水泛滥、森林大火、地震等释放的大量烟尘、废气等。

考点　环境污染物的来源

（三）环境污染的危害

环境污染已成为严重威胁人类健康的重要因素之一。环境污染可对人体产生不同程度的损伤，引发不同的健康危害，严重时甚至可能导致公害病。

1. 直接危害

（1）急性危害：环境污染物短时间内大量进入环境，可使暴露人群在较短时间内出现不良反应甚至死亡，这种情况称为急性危害，其来势凶猛，病情发展迅速，后果严重。如1984年印度博帕尔农药厂发生的异氰酸甲酯泄露事件。

（2）慢性危害：指环境污染物低浓度、长时间反复作用于机体所产生的危害，其潜伏期长，病情进展不明显，容易被忽视。如日本四日市哮喘是由大气污染引起的慢性公害病。

（3）远期危害：是一种特殊的慢性中毒，其危害结果的出现时间更长，如经过几十年才能在受害者身上出现病症，甚至通过子孙后代的遗传效应才反映出来。远期危害包括致突变、致癌和致畸，简称"三致"作用。

1）致突变：突变是机体遗传物质在一定条件下发生的突然变异。化学性、物理性及生物性污染物均可引起，其中化学性污染物占重要地位。突变若发生在体细胞，可致体细胞增殖异常形成肿瘤；突变若发生在生殖细胞，可致不孕、早产、死产、胎儿畸形或遗传性疾病。

2）致癌：肿瘤的病因学问题至今虽尚未完全阐明，但有些学者认为人类癌症的 70% ～ 80% 与环境因素有关，其中环境污染是最主要的因素。据估计环境致癌因素中，80% ～ 90% 为化学物质所引起，病毒等生物因素引起的约占 5%，放射线等物理因素引起的也约占 5%。环境中常见致癌物有苯并芘、β- 萘胺、砷化物、石棉等化学性致癌物；EB 病毒、血吸虫、乙肝病毒、人类乳头状瘤病毒等生物性致癌物；放射线、紫外线等物理性致癌物。

3）致畸：指的是引起胎儿形态结构的异常。放射线、某些药物（如沙利度胺）、风疹病毒等，均已被证实能干扰胚胎的正常发育，导致胎儿畸形。尤其要注意的是，妊娠初期 3 个月内是器官分化、胚胎发育成型的阶段，为致畸敏感期，如果受到环境致畸物的作用，则更容易受影响。

2. 间接危害　某些环境污染可通过改变环境物质组成危害人群健康，称为间接危害。如大气污染严重的地区，儿童佝偻病的发病率较高，这是因为大气中的烟尘能促使云雾形成，吸收太阳的直射或散射光，影响紫外线的生物学活性。环境污染引起的温室效应、臭氧层破坏和酸雨，被称为当今世界的主要环境问题，其影响广泛，后果严重，对人类产生了一些间接影响。此外，环境污染物还可造成一系列非特异性危害，表现为不同程度、不同类型的免疫抑制，使人体免疫力下降，一些常见病、多发病的发病率增加。

考点　环境污染的危害

第 2 节　社区生活环境与健康

一、空气与健康

（一）空气的物理性状与健康

空气的物理性状包括太阳辐射、气象因素和空气离子化等。

1. 太阳辐射

（1）紫外线：紫外线具有色素沉着作用、抗佝偻病作用、杀菌作用和红斑作用等生物效应，对人体健康具有促进作用。紫外线可以使人体皮肤细胞中的黑色素原转化成黑色素沉着于皮肤，从而起到保护皮肤的作用；在紫外线作用下，皮下组织中的麦角固醇和 7- 脱氢胆固醇可形成维生素 D，促进钙的吸收和骨骼的正常生长发育，预防佝偻病；紫外线还能使蛋白质分子产生光化学分解，因此具有极强的杀菌作用。但过强的照射能引起日光性皮炎、白内障、雪盲甚至皮肤癌等疾病。

（2）可见光：可以维持人的正常视觉，提高人的工作效率，是人类生存不可缺失的基本条件。

（3）红外线：主要的生物学作用是使机体产生热效应，使机体局部温度升高，促进新陈代谢和细胞增生，还具有一定的消炎镇痛作用。但过量的红外线照射能引起皮肤烧伤，甚至引起热射病、日射病等。

2. 气象因素　气温、气流、湿气和气压等气象因素，对机体的冷热感觉、体温调节、心脑血管功能、神经系统功能、免疫功能等起到综合调节作用。气候突变可诱发心脑血管疾病、呼吸系统疾病和关节疾病。此外，气象因素对大气污染物的扩散也具有极为重要的作用。

3.空气离子化 空气分子在射线、雷击、海浪以及瀑布冲击下失去外层电子成为正离子，游离的电子附在另一中性分子或原子上就成为负离子。空气负离子可以调节中枢神经功能、降低血压、改善心肺功能、促进组织细胞代谢、改善睡眠、振奋精神、提高工作效率，同时还有一定的镇静、镇痛作用。因此，在海滨、森林、瀑布或雷雨之后，空气中负离子增多，我们会感觉到空气特别清新，令人心情舒爽。

（二）空气污染及其危害

1.空气污染的概念 空气污染指的是空气中污染物的浓度达到有害程度，破坏了生态系统和人类的正常生存和发展条件，对人和生物造成危害的现象。

2.空气污染的来源

（1）工业污染：主要是燃料燃烧过程中排放出来的大量烟尘和二氧化硫、氮氧化物等各种有害气体。

（2）生活污染：主要是煤炭型的生活炉灶和取暖锅炉，特别是在冬季北方地区大规模取暖时，往往使污染地区烟雾弥漫，严重影响空气质量，是一种不容忽视的污染源。

（3）交通污染：各种交通运输工具特别是城市中的汽车，量大而集中，排放的尾气中含有大量的一氧化碳、二氧化硫、氮氧化物等污染物，严重污染城市空气。

（4）农业污染：主要是处置不当的畜禽类粪便产生的恶臭气体、颗粒物、病原体等。

3.空气污染的危害

（1）对人体健康的危害：空气污染物种类繁多，对人体健康的危害是多方面的，主要表现是呼吸系统疾病与生理功能障碍。烟尘和各种有害化学物质通过直接刺激呼吸道可以引发咽喉炎、气管炎、支气管炎等呼吸系统炎症乃至肺水肿。一些生物性污染物，如花粉等空气变应原，可引起过敏反应诱发鼻炎和哮喘。人在短时间内吸入大量污染物会造成急性中毒，长期吸入较低浓度的污染物可导致慢性中毒，甚至引起遗传物质发生改变而产生远期危害。

（2）对植物的危害：空气中的二氧化硫、氟化物等污染物对植物的危害十分严重。轻则使植物叶片褪绿，或者表面上看不见什么危害症状，但植物的生理功能已受到了影响，造成植物产量下降，品质变坏。重则使植物叶表面产生伤斑，或者直接使叶枯萎脱落乃至死亡。

（3）对气候的影响：烟雾污染减少到达地面的太阳辐射量，导致人和动植物因缺乏阳光照射而生长发育不好。燃烧煤炭产生的二氧化硫和机动车尾气中的氮氧化物经过氧化与降水形成pH低于5.6的酸雨，会毁坏森林和农作物，使纸制品、纺织品、皮革制品等遭到腐蚀破坏，使金属的防锈涂料变质而降低保护作用，还会腐蚀、污染建筑物等。

工业生产排放大量二氧化碳，引起温室效应，导致全球气温升高，冰川融化，海平面上升，破坏了自然界的生态平衡，威胁着人类的食物供应和居住环境。

（三）空气污染的防治措施

1.制定并完善相关法律法规。我国已颁布了《中华人民共和国环境保护法》和《中华人民共和国大气污染防治法》，形成了比较完善的法律法规体系，为保障空气环境质量，减少空气污染提供了法律保障。

2.加强检测，强化空气环境管理，及时了解空气污染及人群健康状况，预防和控制空气污染的发生。

3.加强研究，综合防治。

（1）改革工艺，减少排放。

（2）改善能源结构，减少燃煤消耗。

（3）加强机动车管理，减少交通污染。

（4）合理规划，注重城市功能分区，加强绿化和居民区局部污染源的管理。

4.加强环境教育，提高全民的环保意识。

二、饮用水与健康

（一）饮用水的基本卫生要求

生活饮用水水质应符合下列基本卫生要求，以保证用户饮用安全。

1.感官性状良好　无色透明、无臭、无异味，无肉眼可见物。

2.流行病学上安全　无病原微生物和寄生虫卵，无介水传染病发生的可能。

3.化学组成对人体有利无害　不影响人体健康。

4.水量充足、取用方便。

考点 饮用水的基本卫生要求

链接

介水传染病

介水传染病是指通过饮用或接触受病原体污染的水而传播的疾病。介水传染病的病原体主要有细菌、病毒、原虫三类。介水传染病一旦发生，危害较大。因为饮用同一水源的人较多，发病人数往往很多；且病原体在水中一般都能存活数日甚至数月，有的还能繁殖生长，一些肠道病毒和原虫包囊等不易被常规消毒方法杀灭。

（二）生活饮用水卫生标准

生活饮用水卫生标准是从保护人群身体健康和保证人类生活质量出发，对饮用水中与人群健康相关的各种因素（物理、化学和生物），以法律形式作的量值规定。2006年底，卫生部会同各有关部门对1985年版《生活饮用水卫生标准》进行了修订，并正式颁布了新版《生活饮用水卫生标准》（GB5749—2006），规定自2007年7月1日起全面实施（表3-1）。

表 3-1　水质常规指标及限值

指标	限值
1.微生物指标[①]	
总大肠菌群（MPN/100ml 或 CFU/100ml）	不得检出
耐热大肠菌群（MPN/100ml 或 CFU/100ml）	不得检出
大肠埃希菌（MPN/100ml 或 CFU/100ml）	不得检出
菌落总数（CFU/ml）	100

续表

指标	限 值
2. 毒理指标	
砷（mg/L）	0.01
镉（mg/L）	0.005
铬（六价，mg/L）	0.05
铅（mg/L）	0.01
汞（mg/L）	0.001
硒（mg/L）	0.01
氰化物（mg/L）	0.05
氟化物（mg/L）	1.0
硝酸盐（以 N 计，mg/L）	10（地下水源限制时为 20）
三氯甲烷（mg/L）	0.06
四氯化碳（mg/L）	0.002
溴酸盐（使用臭氧时，mg/L）	0.01
甲醛（使用臭氧时，mg/L）	0.9
亚氯酸盐（使用二氧化氯消毒时，mg/L）	0.7
氯酸盐（使用复合二氧化氯消毒时，mg/L）	0.7
3. 感官性状和一般化学指标	
色度（铂钴色度单位）	15
浑浊度（NTU- 散射浊度单位）	1（水源与净水技术条件限制时为 3）
臭和味	无异臭、异味
肉眼可见物	无
pH（pH 单位）	6.5 ～ 8.5
铝（mg/L）	0.2
铁（mg/L）	0.3
锰（mg/L）	0.1
铜（mg/L）	1.0
锌（mg/L）	1.0
氯化物（mg/L）	250
硫酸盐（mg/L）	250
溶解性总固体（mg/L）	1000
总硬度（以 $CaCO_3$ 计，mg/L）	450
耗氧量（$CODMn$ 法，以 O_2 计，mg/L）	3（水源限制，原水耗氧量＞ 6mg/L 时为 5）
挥发酚类（以苯酚计，mg/L）	0.002
阴离子合成洗涤剂（mg/L）	0.3
4. 放射性指标[②]	
总 α 放射性（Bq/L）	0.5（指导值）
总 β 放射性（Bq/L）	1（指导值）

注：① MPN 表示最可能数；CFU 表示菌落形成单位。当水样检出总大肠菌群时，应进一步检验大肠埃希菌或耐热大肠菌群；水样未检出总大肠菌群，不必检验大肠埃希菌或耐热大肠菌群。②放射性指标超过指导值，应进行核素分析和评价，判定能否饮用。

考点 生活饮用水微生物指标

（三）水体污染及其危害

1. 水体污染的概念　当进入水体的污染物质超过了水体的环境容量或水体的自净能力，使水质变坏，从而破坏了水体原有价值的现象，称为水体污染。

2. 水体污染的来源

（1）工业污染：这是水体污染的重要来源，其污染范围广、排放数量多、持续时间长、成分复杂、毒性较大、难以净化。

（2）农业污染：主要是农业生产过程中使用的农药、化肥、农家肥等随水体流动进入江河、湖泊、水库造成的污染。

（3）生活污染：洗衣、做饭、洗浴及其他零散用水是生活污水的主要来源途径，此外还有垃圾、粪便、医院污水等，因来源广泛，其污染物成分也较为复杂，含有大量氮、磷、有机污染物及病原微生物。

（4）天然污染：特殊的地质条件使某种化学元素大量富集、天然植物在腐烂时产生某些有害物质、雨水降到地面后挟带各种物质流入水体等造成的水体污染，都属于天然污染。

3. 水体污染的危害

（1）对人体健康的危害：水被污染以后，通过饮用或食物链进入人体，可引起各种急、慢性中毒，诱发癌症、传染病和寄生虫病。另外，水被污染后往往会感官性状恶化，使人感觉不适，影响人的情绪，给人的生活带来困扰。

（2）对工业生产的影响：水质受到污染会影响工业品的产量和质量。被污染的水达不到工业生产的要求，企业不得不投入更多的费用进行治理，增加了生产成本，尤其是食品加工工业，对水质的要求更为严格，水质不合格，会使生产停顿导致减产，造成严重的经济损失。

（3）对农业、渔业生产的影响：农业用水被污染，会破坏土壤，降低土壤的使用价值，影响农作物的发育及生长，不仅导致减产，品质下降，严重时甚至颗粒无收。渔业用水被污染，使水质恶化，对水生生物的影响同样不仅表现在数量上，也表现在质量上，污染的水在危及水生生物生长和繁衍造成水产品减产的同时，也降低了水产品的品质。

（4）水体富营养化：正常情况下，水中有一定的溶解氧，这不仅是水生生物赖以生存的条件，溶解氧还参加水中各种氧化还原反应，促进污染物降解，实现水体的自我净化。当含有大量氮、磷元素的有机物污染水体时，会引起藻类丛生、植物疯长，使水体通气不良，溶解氧含量下降，甚至出现无氧状态，导致水生植物大量死亡，水体发黑发臭，变成"死水"。这种现象称为"水体富营养化"。

（四）饮用水的净化和消毒

生活饮用水的水源需要进行净化和消毒，才能达到生活饮用水水质标准的要求。

1. 饮用水净化　目的是除去悬浮物质，改善水的感官性状，主要包括混凝沉淀和过滤。混凝沉淀是将混凝剂加入水中，使之与水中的重碳酸盐生成带正电荷的胶体物质，与带负电荷的胶体吸附凝集成大分子的絮状物，通过吸附作用使水体净化；过滤指水通过滤料截留水中杂质和微生物的过程。

2. 饮用水消毒　目的是杀灭水中的病原微生物，保证流行病学安全。

饮用水消毒主要有物理消毒法和化学消毒法两种。前者有煮沸、紫外线、超声波等方法；后者主要有氯化消毒、臭氧消毒等方法，应用最广的是氯化消毒法。

氯化消毒剂是一种强氧化剂，在水中形成体积小、电荷中性的次氯酸。次氯酸能损害细菌的细胞膜，增加其通透性，使蛋白质、RNA、DNA 等物质漏出，并干扰多种酶系统，使糖代谢受阻，从而导致细菌死亡。氯化消毒的效果受加氯量、消毒时间、pH、水温、微生物种类和数量等多种因素的影响。

三、土壤与健康

土壤是岩石圈表面的疏松表层，是陆生植物生活的基质和陆生动物生活的基底。土壤不仅为植物提供必需的营养和水分，而且也是土壤动物赖以生存的栖息场所。土壤中的生物活动不仅影响着土壤本身，而且也影响着土壤上面的生物群落。生态系统中的很多重要过程都是在土壤中进行的。所以土壤的污染直接影响生态系统，并危害人体健康。

（一）土壤污染

1. 土壤污染的概念　人类生产和生活活动中排出的有害物质进入土壤中，影响农作物的生长发育，直接或间接地危害人畜健康的现象，称为土壤污染。

2. 土壤污染的来源

（1）生活污染：包括人畜粪便、生活垃圾和生活污水等。

（2）工业和交通污染：主要是工业废水、废气、废渣以及机动车废气污染。

（3）农业污染：主要是农药和化肥污染。

3. 土壤污染物种类　凡是妨碍土壤正常功能，降低作物产量和质量，还通过粮食、蔬菜、水果等间接影响人体健康的物质，都称作土壤污染物。土壤污染物种类繁多，主要有 3 类。

（1）化学性污染物（主要是一些重金属和农药）：来自工业废水、废气、废渣和农业污染。

（2）生物性污染物（如病原微生物等）：主要来自粪便、垃圾和污水。

（3）放射性污染物：来自核试验、核电站和科研机构排出的废水、废气和废渣。

（二）生物地球化学性疾病

环境中的化学元素是人体生命活动的营养物质来源。自然环境中存在大量对人体健康有利的因素，也有不少有害因素。在地球地质演变中，地壳表面局部地区出现化学元素分布不均匀的现象，使人体从环境摄入的元素量过多或过少，超出人体所能适应的变动范围而引起的某些特异性疾病，称为生物地球化学性疾病，如碘缺乏病、地方性氟中毒和地方性砷中毒等。

防治生物地球化学性疾病的技术措施主要有以下两方面。①限制摄入：对于环境中元素水平过高所致的中毒性疾病，主要措施是减少、控制机体的摄入量。②适量补充：对于环境中元素水平过低所致的缺乏性疾病，主要措施是适当补充，增加摄入量，以满足机体的生理需要。

考点　生物地球化学性疾病的概念

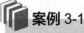

案例 3-1

　　1978 年某地地方病普查，某村 1313 人，发现无自觉症状的甲状腺肿患者 856 人，此外还有154 人个子矮小，并有聋哑，甚至痴呆、瘫痪现象。

问题： 1. 上述疾病和现象的主要原因是什么？

　　　　2. 最方便有效的预防措施是什么？

1. 碘缺乏病　是由于碘摄入不足而引起的一系列病症，不同程度碘缺乏在人不同发育期可引起不同的损害，其中最明显的表现形式为地方性甲状腺肿和地方性克汀病，此外还包括地方性亚临床克汀病、流产、早产、死产等。碘缺乏病是世界上分布最广、危害人数最多的一类地方病。我国曾是世界上碘缺乏病流行较广泛和严重的国家之一，20 世纪 50 年代以来，我国在部分地区开始食盐加碘；1995 年实施全民食盐加碘。通过以食盐加碘为主的防制策略，我国碘缺乏病大幅度下降，居民碘营养水平不断提高，基本实现持续消除碘缺乏病的危害。

考点　碘缺乏病的概念

（1）地方性甲状腺肿

1）病因：环境缺碘是引起本病的主要原因。人体碘的摄入主要来源于食物和饮用水，因此导致生长在缺碘地区的人处于缺碘状态。此外，木薯、杏仁、黄豆、芥菜、卷心菜等食物以及水中的钙、硝酸盐等无机物含有干扰甲状腺素合成、引起甲状腺肿大的致甲状腺肿物质。

2）临床表现：主要为甲状腺肿大。地方性甲状腺肿俗称"大脖子病"（图 3-1），患者除颈部逐渐变粗外，早期无明显不适。随着腺体增大，可产生周围组织的压迫症状：气管受压时出现憋气、呼吸不畅甚至呼吸困难；食管受压造成吞咽困难；喉返神经受压出现声音嘶哑等。

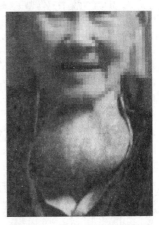

图 3-1　地方性甲状腺肿

考点　地方性甲状腺肿

（2）地方性克汀病：是碘缺乏病比较严重的一种表现形式，多见于长期严重缺碘的地区，患儿的母亲往往患有严重的地方性甲状腺肿。

1）病因：主要是胚胎期和出生后早期严重缺碘所致。①胚胎期缺碘：由于缺碘影响了母体和胎儿的甲状腺激素合成，使胎儿甲状腺素供应不足，生长发育障碍；②出生后至两岁缺碘：出生后碘摄入不足，使甲状腺素合成不足，从而影响身体发育特别是脑和长骨的发育。

2）临床表现：患儿出生后即有不同程度的智力低下，体格矮小，听力障碍，神经运动障碍和甲状腺功能低下，伴有甲状腺肿。可概括为呆、小、聋、哑、瘫，又称"呆小症"。

考点　地方性克汀病临床特征

（3）碘缺乏病防制措施：碘缺乏病防制的主要措施是补碘。

1）碘盐：食盐加碘是预防碘缺乏病的首选方法，其安全经济，简便易行，居民易于接受并能长期食用。

2）食物补碘：对婴幼儿、儿童、青少年、孕妇、乳母等重点人群提倡多食用含碘丰富的海产品如海带、紫菜、海鱼等，以满足生理需要。

2. 地方性氟中毒　是由于环境中氟元素过多，使生活在该高氟环境中的居民通过饮水、食物和空气等途径长期摄入过量氟所引起的以氟斑牙和氟骨症为主要特征的慢性全身性疾病，简称地氟病。地方性氟中毒分布广泛，流行于世界五大洲的 40 多个国家和地区。我国也是本病流行较为严重的国家，除上海市、海南省以外，其余各省、自治区、直辖市均有地方性氟中毒病区存在，受威胁人口数量众多。该病是国家重点防控的地方病之一。

（1）发病原因：长期摄入过量氟是地方性氟中毒的根本病因。我国地方性氟中毒有三种类型，其中燃煤污染型、饮茶型是我国独有的氟中毒类型。

1）饮水型：是由于长期饮用高氟水而引起的氟中毒。该型患者数量最多，分布最广泛，是我国最主要的氟中毒类型，主要分布在北方地区。饮水型氟中毒的流行程度与水氟含量呈明显正相关，即水氟含量越高，饮用时间越长，病情就越重。

2）燃煤污染型：是由于居民长期在室内使用无排烟道的土炉灶燃烧含氟量较高的煤，用于做饭、取暖、烘烤食物等，导致食物及室内空气受到严重氟污染而引发的慢性氟中毒。

3）饮茶型：是由于长期大量饮用含氟过高的砖茶或饮用砖茶泡成的奶茶、酥油茶，造成体内氟大量蓄积而引起的慢性氟中毒。主要分布在中西部和内蒙古等习惯饮砖茶的民族聚居区。

（2）临床表现：氟中毒的临床表现是以氟斑牙和氟骨症为特征，损害程度与氟摄入量呈正相关。

1）氟斑牙：是地方性氟中毒最早出现、最易识别的体征。氟斑牙（图3-2）主要发生在恒牙生长期，6～10岁多发，无性别差异。恒牙氟斑牙一旦形成，终身不能消退，轻者影响外观，重者影响咀嚼及消化功能。根据临床表现将氟斑牙分为白垩型、着色型和缺损型三种类型。

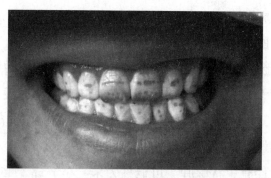

图 3-2 氟斑牙

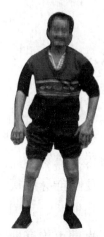

图 3-3 氟骨症

2）氟骨症：发病缓慢，发病年龄多在20岁以后，一般女性病情比男性严重。氟骨症主要表现为腰背酸痛、关节僵硬、肢体变形，出现上下肢弯曲、驼背等，严重时可致四肢及躯干关节固定，劳动能力显著降低或丧失，生活不能自理，甚至瘫痪（图3-3）。

（3）防制措施：预防地方性氟中毒的根本措施是减少氟的摄入量。可以通过改用低氟水源，少用或不用高氟煤作为室内燃料，提倡以低氟茶替代高氟茶等，以减少氟的摄入量达到预防目的。

自　测　题

一、名词解释

1. 自然环境
2. 社会环境
3. 生物地球化学性疾病
4. 碘缺乏病
5. 地方性氟中毒

二、单选题

1. 下列因素中不属于自然环境因素的是
 A. 大气　　　　　　　　B. 水
 C. 食物　　　　　　　　D. 土壤
 E. 文化教育

2. 当前环境污染主要是由于
 A. 火山爆发等自然原因形成的
 B. 人类生产、生活活动造成的
 C. 生活污染造成的
 D. 燃料燃烧造成的
 E. 交通运输造成的

3. 工业"三废"是指
 A. 废水、废料、废渣
 B. 废水、废气、废渣
 C. 废水、废气、医院污水
 D. 废水、生活废水、医疗垃圾
 E. 汽车尾气、噪声、生活污水

4. 下列哪项不是空气污染的主要来源
 A. 工业废气　　　　　B. 生活炉灶
 C. 工业废水　　　　　D. 取暖锅炉

 E. 交通废气

5. 水体污染的危害有
 A. 损害人体健康
 B. 影响农业、渔业生产
 C. 降低土壤的使用价值
 D. 导致水体富营养化
 E. 以上都对

6. 我国生活饮用水卫生标准规定其中菌落总数的检出量不得超过
 A. 10CFU/ml　　　　B. 100CFU/ml
 C. 200CFU/ml　　　D. 500CFU/ml
 E. 不得检出

7. 地方性克汀病的主要发病原因是
 A. 缺钙　　　　　　　B. 缺硒
 C. 缺铁　　　　　　　D. 缺锌
 E. 缺碘

8. 预防地方性氟中毒根本性的措施是
 A. 大量补充钙剂
 B. 尽量少饮水
 C. 多吃新鲜蔬菜水果
 D. 增加蛋白质的摄入量
 E. 减少氟的摄入量

三、简答题

1. 环境污染对健康的损害表现在哪些方面?
2. 简述饮用水的基本卫生要求。
3. 简述碘缺乏病的防制措施。

（辛　阳　赵　楠　莫　苗）

|第4章|
社区健康教育与健康档案

第1节　社区健康教育

一、健康和社区健康教育的概念

（一）健康的概念

健康是一个相对的、动态的概念，随着时代变迁和医学模式的转变，人们对健康的认识也不断地提高，健康的概念也在不断地变化。世界卫生组织（World Health Organization，WHO）1948年将健康定义为："健康不但是没有疾病和身体缺陷，而且还要有完整的生理、心理状态和良好的社会适应能力。"1986年，WHO对健康的定义提出了新的认识，认为："要实现身体、心理和社会幸福的完好状态，人们必须要有能力识别和实现愿望、满足需求以及改善或适应环境。"1989年，WHO又提出了有关健康的新概念，即："健康不仅是没有疾病，而且包括躯体健康、心理健康、社会适应良好和道德健康。"这个概念涵盖了生理、心理、社会、道德四个方面的健康观，强调了从社会公共道德出发，维护人类健康人人有责，不仅要对自己的健康负责，也要为社会群体的健康承担社会责任，健康的内涵进一步延伸。

（二）社区健康教育的概念

1. 健康教育　是指通过有计划、有组织、有系统的社会教育活动，使人们自觉地采纳有益于健康的行为和生活方式，消除或减轻影响健康的危险因素，预防疾病，促进健康，提高生活质量，并对教育效果作出评价。健康教育的核心是教育人们树立健康意识，促使人们改变不健康的行为生活方式，养成良好的行为生活习惯，以减少或消除影响健康的危险因素。

2. 社区健康教育　是指以社区为单位，以社区人群为教育对象，以促进居民健康为目标，有组织、有计划、有评议的健康教育活动。其目的是发动和引导社区人民树立健康意识，关心自身、家庭和社区的健康问题，积极参与社区健康教育的制订和实施，养成良好的卫生行为和生活方式。

二、社区健康教育的对象

社区健康教育的对象包括以下几类。

1. 健康人群　此人群在社区占的比例较大，由各年龄段人群组成。健康人群的健康教育主要侧重于卫生保健知识，目的是帮助他们保持健康，远离疾病。

2. 具有某些致病危险因素的高危人群　是指目前尚健康，但本身存在某些致病的生物因素或不良行为及生活习惯的人群。该人群的健康教育侧重于预防性健康教育，帮助他们掌握自我保健的技能或帮助他们自觉纠正不良的行为及生活习惯，积极消除致病隐患。

3. 患病人群　包括各种急慢性疾病的患者，这类人群可根据其疾病的分期分为四类，即临床期患者、恢复期患者、残障期患者及临终患者。对于前三种患者的健康教育侧重于康复知识的教育，以帮助他们积极配合治疗，自觉进行康复锻炼，从而减少残障并加速康复。对于临终患者的健康教育实质是死亡教育，目的是帮助他们正确面对死亡，减少他们对死亡的恐惧，尽可能轻松地度过人生的最后阶段。

4. 患者家属及照顾者　他们中部分人往往因长期护理而产生心理上和躯体上的疲惫，甚至厌倦。因此对他们进行健康教育十分必要。对于这类人群健康教育应侧重疾病知识，自我监测技能及家庭护理技能的教育。

三、社区健康教育形式与方法

（一）社区健康教育形式

1. 提供健康教育资料

（1）发放印刷资料：印刷资料包括健康教育折页、健康教育处方和健康手册等。放置在乡镇卫生院、村卫生室、社区卫生服务中心（站）的候诊区、诊室、咨询台等处。每个机构每年提供不少于 12 种内容的印刷资料，并及时更新补充，保障社区居民使用。

（2）播放音像资料：音像资料为视听传播资料，如各种影音视频资料。在乡镇卫生院、社区卫生服务中心门诊候诊区、观察室、健康教育室等场所或宣传活动现场播放。每个机构每年播放音像资料不少于 6 种。

2. 设置健康教育宣传栏　乡镇卫生院和社区卫生服务中心宣传栏不少于 2 个，村卫生室和社区卫生服务站宣传栏不少于 1 个，每个宣传栏的面积不少于 2 平方米。宣传栏一般设置在机构的户外、健康教育室、候诊室、输液室或收费大厅的明显位置。每个机构每 2 个月最少更换 1 次健康教育宣传栏内容。

3. 开展公众健康咨询活动　利用各种健康主题日或针对辖区重点健康问题，开展健康咨询活动并发放宣传资料。每个乡镇卫生院、社区卫生服务中心每年至少开展 9 次公众健康咨询活动。

4. 举办健康知识讲座　定期举办健康知识讲座，引导居民学习、掌握健康知识及必要的健康技能，促进辖区内居民的身心健康。每个乡镇卫生院和社区卫生服务中心每月至少举办 1 次健康知识讲座，村卫生室和社区卫生服务站每 2 个月至少举办 1 次健康知识讲座。

5. 开展个体化健康教育　乡镇卫生院、村卫生室和社区卫生服务中心（站）的医务人员在提供门诊医疗、上门访视、公众健康咨询活动等医疗卫生服务时，及时发现社区居民的个性化需求，开展有针对性的个体化健康知识和健康技能的教育。

（二）社区健康教育方法

在实施社区健康教育时，应根据任务内容和形式要求，因地制宜、因人制宜，正确选择最有效的信息传播方法，以不断提高健康教育实施效果。根据信息传播方式特点，社区健康教育的方法有以下几种。

1. 语言教育法　又称口头教育，即通过语言的沟通与交流，讲解、宣传健康护理知识的方法。语言教育法分个别教育和群体教育两种。个别教育指个别谈话、健康咨询等。群体教育指专题讲座、授课、座谈会等。

2. 文字教育法　指通过一定的文字传播媒介和学习者的阅读来达到健康教育目标的一种方法。文字教育法形式多种多样，如标语、传单、小册子、报刊、板报等。

3. 形象教育法　是指利用形象艺术创作健康教育宣传材料，并通过人的视觉直观作用进行健康教育的方法。形象教育法包括电影、电视、录像、展览、绘画等形式。

4. 电化教育法　指通过现代化的声、光设备，向学习者传递信息的教育方法。电化教育法形式有广播、录音、幻灯片投影等。

四、社区健康教育基本原则和内容

（一）社区健康教育基本原则

1. 选择适当的教学内容、形式和时间。

2. 营造良好的学习环境　良好的学习环境将促进教学活动的质量。学习环境一般包括三个方面，即学习的条件、人际关系及学习气氛。

3. 鼓励教育对象积极参与教学活动　例如，对于学习态度认真者给予口头表扬，对于成绩出色者给予物质奖励，对于积极参与者赠送小礼品或纪念品等。

4. 及时对教学活动进行评价　是保证社区健康教育质量的重要因素。

（二）社区健康教育内容

社区健康教育内容主要包括两大类，即进行健康知识的传播和行为的干预。其中健康知识的传播又包括一般性健康教育、特殊健康教育以及国家卫生管理法规的教育。

1. 一般性健康教育　即帮助教育对象掌握个人和人群健康的基本知识，包括社区的公共卫生与环境保护知识、营养与食品卫生知识、精神心理卫生知识、计划生育及优生优育知识、家庭常用药品和保健物品的使用和管理知识、院前急救知识，以及人群常见病、多发病的防治知识和常见传染病的防疫知识等。

2. 特殊健康教育　即针对社区特殊人群常见的健康问题进行教育，包括儿童及青少年保健知识、妇女保健知识和技能、中老年人保健知识和技能、慢性病患者的居家护理知识和技能、残疾人的自我康复保健知识和技能等。

3. 国家卫生管理法规的教育　即帮助社区个人、家庭和人群学习和了解与健康有关的政策和法规，如《中华人民共和国环境保护法》《中华人民共和国食品卫生法》《公共场所卫生管理条例》《中华人民共和国传染病防治法》等，促使社区人群树立良好的道德观念，提高人群参与社区卫生管理的意识和自觉性，自觉遵守各种卫生管理法规，从而维护社会稳定。

五、社区健康教育实践

（一）社区健康教育的主要途径

1. 建立完整的个人、家庭健康档案。

2.进行社区主要疾病高危人群监测及健康教育，如社区糖尿病筛查与咨询。

3.合理利用社区的保健服务资源，建立社区定向健康教育服务（学校、工厂、机关等）。

（二）社区健康教育程序

1.社区健康教育评估　指通过收集健康教育对象与环境的相关信息，对资料进行分析，了解健康教育对象对健康教育需求的过程。社区健康教育评估内容包括：①评估辖区内主要健康问题；②评估辖区居民健康相关行为生活方式及影响因素；③评估辖区内健康教育资源。

2.社区健康教育诊断

（1）对健康教育评估收集的资料进行整理与分析，针对社区群体共同的健康教育需求，确定健康教育问题并明确健康教育诊断。

（2）确定健康教育的优先项目。优先项目是指能够反映人群迫切需要，或各种特殊群体具有的特殊需求，通过健康教育干预能够获得最佳效果的项目。通过健康教育需求的评估，社区医务人员发现目标人群的需求往往是多方面、多层次的，健康教育项目必须选择一个优先项目以求用最少的投入获得最佳效益。确定优先项目应遵循4个基本原则：重要性、有效性、可行性、成本 - 效益原则。

3.制订社区健康教育计划　根据《国家基本公共卫生服务规范》中"健康教育服务规范"规定的服务内容和要求，在健康教育需求评估的基础上，制订出本辖区健康教育年度计划，并撰写年度计划书。

（1）针对不同个人、家庭、人群制订相应的健康教育计划。

（2）健康教育计划包括：长短期目标、时间地点、主讲人、培训方案、教育形式、评价方式、联系人、电话、所需教材、设备。

（3）社区健康教育方法：方法多种多样，可以结合社区医疗保健的各项工作开展健康教育。充分发挥健康教育先行作用，对患病率较高的疾病及高危人群进行专项管理和监测，组织特定内容的健康教育活动。

4.社区健康教育计划实施　是将计划付诸行动的过程，包括组织、准备和质量控制3个环节。实施中注意对时间、质量、对象的控制。

5.社区健康教育评价

（1）即时评价：指在进行健康教育时，教育者应通过教育对象的不同形式反馈，如面部表情、提问等及时修改教育方式及方法。

（2）阶段评价：指在健康教育过程中，教育者应定期对照计划检查教育进度及效果。

（3）效果评价：指在健康教育结束时，教育者对照计划对教育活动进行全面检查总结。

（4）评价方法：主要方法有座谈会、家庭访问、问卷调查、卫生学调查、卫生知识小测验以及卫生统计学方法等。在实际工作中应根据社区护理健康教育的对象及客观条件采取适当的评价方法，以达到良好的效果。

整个健康教育服务流程见图 4-1。

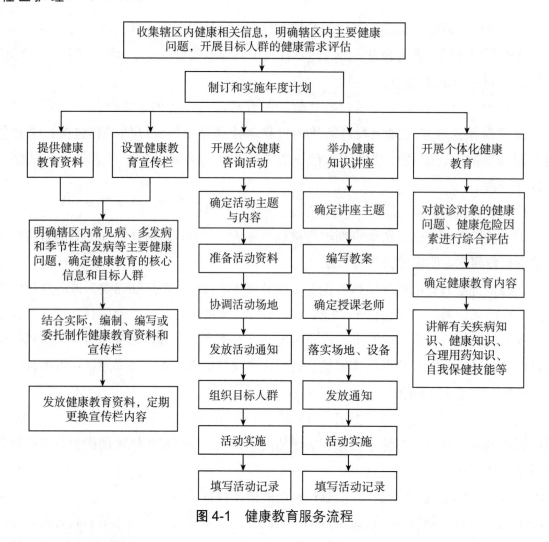

图 4-1　健康教育服务流程

（三）社区健康教育动机性访谈技术及技巧

动机性访谈（motivational interviewing，MI）是以患者为中心、通过发掘和解决患者矛盾心理来提高其自主动机的方法，帮助没有行为改变动机的患者改变不健康的行为。目前，动机性访谈被越来越多地应用于慢性病管理且取得了一定的效果。动机性访谈与传统式的健康教育不同，动机性访谈重视患者的需要、想法及感觉，鼓励患者多表达，协助患者探讨改变不健康的行为时所面临的障碍和解决方法，以促进行为改变，巩固健康行为。

因此，健康教育尤其是患者小组活动或一对一健康教育中采用动机性访谈技术，及时鼓励、发现患者点滴进步给予表扬，让受教育者或患者能够尽快进入角色，稳定情绪，配合治疗，持续并巩固已改变的生活方式，对患者康复及身心健康有重要意义。

第 2 节　社区健康档案

社区健康档案是以社区为中心，以社区居民为对象，记录个人及家庭每个成员的健康基本状况、疾病动态和预防保健等情况，以及社区健康资料的各种文件材料。它以社区为范围，通过入户调查、现场调查和其他方法，收集、记录和反映社区主要卫生特征、环境特征、资源及利用状况的信息，并在系统分析的基础上作出社区卫生诊断。为了掌握社区居民的健康状况和疾病谱，有针对性地开展"六位一体"的综合性服务，社区卫生服务机构需要建立社区居民健康档案，记录社区居民健康状况以及相关健康信息，从而为社区诊断、制订社区卫生服务计划提供基础材料。

> **链接**
>
> **社区六位一体**
>
> 社区六位一体指集社区预防、保健、医疗、康复、健康教育及计划生育技术指导六位于一体的社区医疗卫生服务网络体系，其概念所指的综合功能适合医疗保健的多种要求。

一、建立社区健康档案的目的

1. 掌握居民的基本情况和健康现状　系统完整的健康档案可为全科/家庭医生提供患者全面的基础资料，有助于全科/家庭医生全面了解患者个体及其家庭问题，做出正确临床决策。

2. 满足社区卫生服务机构健康管理的需要　社区健康档案可提供社区内整个人群不同时期的基线健康资料，保证了社区卫生服务"六位一体"功能的实现。

3. 满足管理者健康决策的需要　社区健康档案可为开展全科医疗服务、解决社区居民主要健康问题提供依据，更有效地配置卫生资源，是卫生管理机构制订区域卫生规划、卫生服务计划及措施，进行卫生服务效果、效益评价的依据。

4. 满足居民自我保健的需要　居民可以通过身份安全认证、授权查阅自己的健康档案，系统、完整地了解自己各阶段的健康状况和利用卫生服务的情况，主动接受医疗卫生机构的健康咨询和指导，提高自我保健意识和能力。

5. 其他　社区健康档案记录的内容和形式可成为基层全科医疗服务领域内重要的医疗法律文书，为相关司法工作提供客观依据；社区健康档案还可用于评价社区卫生服务质量和技术水平，为教学、科研提供参考资料。

二、居民健康档案的基本内容

居民健康档案包括家庭健康档案、个人健康档案及社区健康档案。家庭健康档案每户一份，个人健康档案每人一份，以家庭为单位成册。

（一）家庭健康档案

家庭健康档案是以家庭为单位，记录其家庭成员和家庭整体在医疗保健活动中产生的有关健康基本状况、疾病动态、预防保健服务利用情况等的资料信息，包括家庭基本情况、家系图、家庭评估、家庭主要健康问题和家庭各成员的个人健康档案。

（二）个人健康档案

个人健康档案是一个人从出生到死亡的过程中，其健康状况的发展变化情况以及所接受的各项卫生服务记录的总和。健康档案管理服务对象为辖区内常住居民，包括居住半年以上的户籍及非户籍居民。以 0～6 岁儿童、孕产妇、老年人、慢性病患者等人群为重点。健康档案内容包括个人基本信息、健康体检、重点人群健康管理记录和其他医疗卫生服务记录。

1. 个人基本信息　包括姓名、性别等基础信息和既往史、家族史等基本健康信息。

2.健康体检　包括一般健康检查、生活方式、健康状况、疾病用药情况、健康评价等。

3.重点人群健康管理记录　包括国家基本公共卫生服务项目要求的0～6岁儿童、孕产妇、老年人、慢性病患者等各类重点人群的健康管理记录。

4.其他医疗卫生服务记录　包括上述记录之外的其他接诊、转诊、会诊记录等。在社区医疗机构就诊或家庭病床治疗的患者，社区医生可根据具体情况进行会诊、转诊。会诊记录包括会诊时间、会诊原因、会诊诊断及处理等内容；社区医疗中的转诊记录为双向，主要包括转诊时间，患者简要病史、体检、辅助检查结果、初步诊断、治疗与护理，患者现在情况、存在的主要问题及处理。

（三）社区健康档案

社区健康档案是以社区为范围，通过入户调查、现场调查和现有资料搜集等方法，收集、记录和反映社区主要卫生特征、环境特征、资源及其利用状况的信息，并在系统分析的基础上作出社区卫生诊断，包括社区基本资料（社区地理及环境、社区产业及经济、社区各种组织、社区动员潜力等）、社区卫生服务资源（社区卫生服务机构、社区卫生人力资源）、社区卫生服务状况（通过门诊统计、转诊统计、住院统计等指标反映）、社区居民健康状况（通过社区人口学资料、社区疾病统计指标、社区死亡统计指标等反映）等。

三、社区健康档案的管理

（一）社区健康档案的建立

1.辖区居民到乡镇卫生院、村卫生室、社区卫生服务中心（站）接受服务时，由医务人员负责为其建立居民健康档案，并根据其主要健康问题和服务提供情况填写相应记录，同时为服务对象填写并发放居民健康档案信息卡。建立电子健康档案的地区，逐步为服务对象制作和发放居民健康卡，替代居民健康档案信息卡，作为电子健康档案进行身份识别和调阅更新的凭证。

2.通过入户服务（调查）、疾病筛查、健康体检等多种方式，由乡镇卫生院、村卫生室、社区卫生服务中心（站）组织医务人员为居民建立健康档案，并根据其主要健康问题和服务提供情况填写相应记录。

3.已建立居民电子健康档案信息系统的地区应由乡镇卫生院、村卫生室、社区卫生服务中心（站）通过上述方式为个人建立居民电子健康档案。并按照标准规范上传区域人口健康卫生信息平台，实现电子健康档案数据的规范上报。

4.将医疗卫生服务过程中填写的健康档案相关记录表单装入居民健康档案袋统一存放，居民电子健康档案的数据存放在电子健康档案数据中心。

链接

居民健康档案

居民健康档案是记录居民健康状况的系统化文件或资料库，包括个人病患记录、健康检查记录、各年龄阶段的保健记录及个人和家庭一般情况记录等。一个好的健康档案是良好患者照顾的基础，也是社区医护人员扩大和加深临床经验乃至科研的工具，这已经为广大社区医护人员所认同。

（二）社区健康档案的使用

1. 已建档居民到乡镇卫生院、村卫生室、社区卫生服务中心（站）复诊时，在调取其健康档案后，由接诊医生根据复诊情况，及时更新、补充相应记录内容。

2. 入户开展医疗卫生服务时，应事先查阅服务对象的健康档案并携带相应表单，在服务过程中记录、补充相应内容。已建立电子健康档案信息系统的机构应同时更新电子健康档案。

3. 对于需要转诊、会诊的服务对象，由接诊医生填写转诊、会诊记录。

4. 所有的服务记录由责任医务人员或档案管理人员统一汇总、及时归档。

（三）建立社区健康档案的基本要求

1. 真实性　社区健康档案由各种原始资料组成，除具有医学效应外，还具有法律效应，这些资料必须能真实反映社区居民的健康状况。

2. 科学性　社区健康档案是一种医学信息资料，要求资料记录规范，各种图表、文字描述、单位使用等都要符合有关规定要求。

3. 完整性　一份完整的社区健康档案应包括个人、家庭和社区三个部分；内容必须完整，能反映病情、就医背景、病情变化，潜在的危险因素，处理计划等，应从生物、心理、社会三个层次去记录。

4. 连续性　社区健康档案是以问题为导向的记录方式，将个人的健康问题分类记录，每次患病就诊的资料可以添加，从而确保资料的连续性，要求记录者善于观察，勤于记录。

5. 可用性　社区健康档案记录了居民的完整健康信息，与居民日常生活息息相关，因此一份理想的社区健康档案不应是一叠存放在柜子里的"死"资料，而应该成为查找方便、能充分发挥使用价值的"活"档案。

考点　社区健康档案的基本内容

自 测 题

一、名词解释

1. 健康

2. 社区健康教育

二、单选题

1. WHO 关于健康的定义是

　A. 健康是指人的生命活动正常

　B. 健康是指身体的结构完好和功能正常，社会适应方面正常

　C. 健康是指身体的结构完好和功能正常，心理处于完好状态

　D. 健康不仅是没有疾病和虚弱的现象，而且是一种身体上、心理上和社会适应方面的完好状态

　E. 健康是宿主对环境中的致病因素具有抵抗的状态

2. 健康教育的核心问题是改变个体和群体的

　A. 知识　　　　　B. 态度

　C. 行为　　　　　D. 价值观

　E. 信念

3. 健康档案的种类不包括

　A. 个人健康档案

　B. 个人电子健康档案

C. 家庭健康档案

D. 电子病历

E. 社区健康档案

（4～5题共用题干）

　　患者，男，73岁。患有慢性阻塞性肺气肿10多年，活动时气闭明显，休息后缓解，没有不良嗜好。

4. 为了提高患者的生活质量，计划对其进行健康教育，健康教育的内容不恰当的是

　　A. 诱发呼吸道疾病的危险因素

　　B. 呼吸功能锻炼

　　C. 戒烟

D. 合理休息

E. 合理营养

5. 下列健康教育方法，最适合患者的是

　　A. 专题讲座

　　B. 宣传手册

　　C. 形象化健康教育

　　D. 墙报或专栏

　　E. 卫生标语

三、简答题

1. 简述健康的真正含义。

2. 简述社区健康教育的常用方法。

（宋月琴）

第5章
以家庭为中心的社区护理

家庭结构的完整与否，家庭关系的和谐与否，以及家庭的社会经济地位等都会影响到家庭中每个成员的身心健康。随着现代城市化进程的不断发展，家庭结构、家庭功能，甚至家庭的概念都已发生了显著的变化。目前，家庭的许多功能逐渐向社会转移，家庭对社会化服务和医疗服务提出了更高的要求。但是，尚未完善的社会化服务体系使现代家庭面临很多新的问题。提供完善的以家庭为单位的保健服务已成为现代医学的基本观念，也是社区护理发展的基础。

第1节 家庭与健康

一、家庭的定义与类型

（一）家庭的定义

随着现代社会结构与功能的不断变化，家庭的含义和观念也随之发生变化。但总体上认为家庭主要包括传统意义和现代意义的家庭。人们认为传统家庭是："在同一处居住的，靠血缘、婚姻或收养关系联系在一起的，两个或更多的人所组成的单位。"近些年人们又提出了现代家庭的含义："家庭是一种重要的关系，它由一个或多个有密切血缘、婚姻或朋友关系的个体组成，包括同居者、单亲父母和他们的子女、继父母家庭等。它是社会团体中最小的基本单位，也是家庭成员共同生活、彼此依赖的处所。"这一概念突出了家庭系统的动态性和内部的关联性，避免了把家庭局限于法律关系和居住范围内。护理学者们认为现代的家庭概念较适合于社区护理。

（二）家庭的主要类型

家庭的类型可分为核心家庭、扩展家庭和其他类型家庭。

1. 核心家庭 指由父母及其未婚子女组成的家庭，也包括无子女夫妇家庭（无生育或不生育）以及养父母和养子女组成的家庭。这类家庭人数少，结构简单，关系单纯，比较稳定，对亲属的依赖性较少，但同时可利用的家庭资源也少；家庭关系具有亲密和脆弱的双重性，出现危机时，容易因为较少得到家庭内、外支持而导致家庭的解体。核心家庭目前逐渐成为现代社会家庭的主要类型。

2. 扩展家庭 是指由两对或两对以上的夫妇及其未婚子女组成的家庭。扩展家庭又可分为主干家庭与联合家庭。

（1）主干家庭：是由一对夫妇与父母、未婚子女或未婚兄弟姐妹构成的家庭。主干家庭由多代人组成，关系较核心家庭复杂，往往有一个权利活动中心，同时还存在一个次中心。

（2）联合家庭：是由两对或两对以上同代夫妇及其未婚子女组成的家庭，包括年长的父母与几对已婚子女及孙子女构成的家庭。

扩展家庭人口多，关系复杂，家庭成员之间不太容易相处，不如核心家庭稳定，但这类家庭可利用的内、外部资源多，当家庭遇到危机时，有较高的适应度，有利于克服危机。

3. 其他类型家庭　包括单身家庭、单亲家庭、残缺家庭、断代家庭、重组家庭和同居家庭等。这些家庭往往面临经济困难、缺乏照顾、孤独等诸多问题。家庭成员面临更大的挑战，如重要家庭角色的缺失，其他家庭成员必须做出角色调适，以维持家庭的正常功能，并为子女的身心健康提供支持。这些家庭更需要得到来自社区的关注和支持。

在我国当代社会，家庭结构中核心家庭和主干家庭占绝大多数。但是由于人口流动性、离婚率增加等原因，我国单身家庭和单亲家庭也呈现出逐渐增多的趋势。虽然这类家庭不具备传统的家庭模式，但也表现出家庭的主要特征，同样执行着家庭的功能。

二、家庭的结构

家庭作为一个系统，内部各成员之间相互作用、相互影响着家庭的相互关系、家庭资源、家庭功能及健康状况等，家庭的结构包括外在结构与内在结构。

（一）家庭的外在结构

家庭的外在结构主要是指家庭的人口结构，即家庭的类型，包括家庭成员的数目、性别及年龄。

（二）家庭的内在结构

家庭的内在结构主要包括家庭权利、家庭角色、家庭沟通方式和家庭价值观。

1. 家庭权利　是指家庭成员间相互影响、控制、改变其他成员的现存和潜在的能力，包括影响、支配、决策三个方面。家庭权利结构可以影响家庭在经济、社会交往、子女抚养等方面的决策。家庭权利结构可分为下面四种类型。

（1）传统权威型：由家庭所在的社会文化传统决定，如在男性主导社会，父亲通常是一家之主，家庭成员也都认可他的权威，而不会考虑其社会地位、职业、收入、能力、健康等。当今社会部分家庭中，母亲的影响在逐渐扩大，家庭的权利结构也在发生变化。

（2）工具权威型：根据家庭的某些变化（人口、社会地位、经济等），家庭权利的情况也发生了变化。在这类家庭中，负责养家糊口、掌握经济大权的人被认为是权威人物；妻子或子女若能处在这种位置上，也会成为家庭的决策者。

（3）分享权威型：家庭成员分享权利，共同协商从而做出决策，由各人的能力、特长和兴趣爱好来决定各成员在家庭中所承担的责任。

（4）情感权威型：在家庭情感生活中具有凝聚力的那个人担当决策者，其他家庭成员因敬佩、信任、依赖而承认其权威性。

家庭权利结构是社区护士在进行家庭评估、采取家庭干预措施时参考的重要资料，社区护士必须能够确定家庭中的决策者，才能有效地提供建议、实施干预。

2. 家庭角色　是家庭成员在家庭中的特定身份，代表其在家庭中所应执行的职能，从而反映出其在家庭中的相对位置，以及与其他家庭成员之间的相互关系。家庭角色会随着社会潮流、特定的家庭教育程度、文化宗教背景等因素的变化而变化，从前被认为父亲或母亲各自的角色行为，现在在许多的家庭里逐渐由父母共同承担，如分担家务，母亲外出工作等。当家庭成员出现家庭角色适应不良时，常表现出角色冲突、角色负荷过重、角色负荷不足、角色匹配不当、角色模糊等现象，甚至导致生理、心理、情绪等方面的异常，影响家庭功能和家庭健康。

家庭角色功能的优劣是影响家庭功能的重要因素之一，进行家庭评估时，要充分考虑到家庭角色的问题。健康的家庭其角色功能主要表现为：①家庭对某一角色的期待是一致的；②各家庭成员都能适应自己的角色模式；③家庭的角色模式符合社会规范，能被社会接受；④家庭成员的角色能满足其自身的心理需要，即家庭成员乐意扮演自己的角色，不致于产生反感；⑤家庭角色具有一定的灵活性，能适应角色转换，承担起各种不同角色。

3. 家庭沟通方式　沟通是情感、愿望、需要以及信息和意见的交换过程，家庭沟通是家庭成员间相互作用的关键，是维持家庭稳定的有效手段，也是评价家庭功能状态的重要指标。

家庭沟通方式可分为有效沟通和无效沟通。有效沟通的特点是交流清楚、表里一致、坦诚、开放、允许每个人表达自己的观点和思想。这样的沟通有助于解决家庭问题，有利于家庭成员之间建立亲密的联系，增加家庭的向心力。无效沟通表现为以自我为中心，不为别人着想，封闭式交流，强求一致等。无效沟通不利于家庭问题的解决，也不利于家庭成员的发展。

4. 家庭价值观　是指家庭判断是非的标准以及对某件事情的价值所持的态度。家庭成员各自的价值观可以相互影响并形成家庭所共有的价值观。价值观的形成深受传统、宗教、社会文化环境等因素的影响，在相同的社会环境中极不容易改变。

社区护士应了解家庭的价值观，特别是健康观，有助于明确家庭的健康问题及其影响因素，有利于同家庭成员一起制订出切实可行的预防保健及护理计划，并实施干预，以便有效地解决健康问题。

📚 **案例** 5-1

张某，女，17 岁，学生，父亲去世得早，个性非常要强。由母亲陪同前来就诊，后确诊为单纯性甲状腺功能亢进，采用药物治疗、定期复查，医生要求其母亲对张某的用药实行督促。然而三个月的治疗并未使病情好转。其认为自己年纪轻轻不能天天吃药，主要靠锻炼，而张母亦不敢多说，致使用药过程断续。

问题：该家庭的类型属于哪种类型？

考点 家庭的类型与结构

三、家庭的功能

家庭的功能是指家庭对人类生存和社会发展的各方面的功用和效能。家庭是社会的基本功能单位，维系着人与社会的关系，具有满足家庭成员个人在生理、心理及社会等各个层面的最基本需要，家庭功能具有多样性、基础性、独立性的特征。家庭的功能主要体现在以下几方面。

1. 情感功能 情感是维持家庭的重要基础。家庭成员之间彼此关爱、理解、支持，满足爱与被爱的需要，使每个家庭成员都有安全感和成就感。

2. 生殖养育功能 家庭是生育子女、繁衍后代的基本单位。生殖养育功能是指家庭具有繁衍和养育下一代、赡养老人的功能，是家庭特有的功能，同时它还满足了人对性的需要，体现了人类作为生物世代繁衍的本能与需要。

3. 经济功能 家庭是社会经济分配的最基本单位，也是社会最基本的消费单位。家庭只有具备充足的经济资源，才能满足家庭成员各种需要，包括医疗保健和健康促进的需要。

4. 社会化功能 家庭具有把其成员培养成合格的社会公民的社会功能。家庭引导其年轻成员学习社会规范，树立生活目标，传授给成员基本的社会技巧和知识，教育他们如何胜任自己的社会角色。同时，社会也提供给家庭法律上的保障，如承认夫妻的合法性、保障婚姻关系、维护家庭利益，使家庭能够在社会环境中行使其功能。

5. 健康功能 指保护家庭成员健康的功能，特别是为年幼、年老、体弱、有病或残疾的个体成员提供医疗、照顾和支持，促进和保护家庭成员的健康。主要内容包括：有关健康与疾病的知识、态度；家庭成员健康状态及对易感疾病的认识；家庭饮食习惯；睡眠、休息习惯；用药情况；家庭自我照顾能力；家庭环境卫生情况；基本的医疗预防措施；利用卫生资源等。

考点 家庭的功能

四、家庭生活周期

家庭也像个体一样，有其发生、发展和结束的过程。家庭生活周期是指家庭产生和发展的过程，这个过程一般是从夫妻组成家庭开始，到孩子出生、成长、工作、结婚和独立组成家庭，而夫妻又回到二人世界，最后夫妻相继去世，如此循环。这个过程中的任何重大事件如结婚、分娩、患病、死亡等，可能对家庭成员的健康造成影响。每个家庭在不同的生活时期会面临一些相似的家庭问题，尤其是在生活周期的转折阶段，社区护士应了解家庭的发展阶段，鉴别正常和异常的家庭发展状态，预测和识别在特定阶段可能出现或已出现的问题，及时提供健康教育或健康咨询，预防家庭问题和危机的产生。

杜瓦尔(Duvall)在1997年提出的家庭生活周期，是目前应用最为广泛的家庭发展模式，家庭的发展分为8个阶段，见表5-1。在特殊情况下家庭并不一定经历生活周期的所有阶段，可在任何一个阶段开始或结束。在不同的发展阶段，家庭的发展任务及护理保健要点也不相同。

表 5-1　Duvall 的家庭生活周期

阶段	定义	发展任务	护理保健重点
新婚	男女结合	双方适应及沟通，性生活协调及计划生育	婚前健康检查，性生活指导，计划生育指导，心理咨询
第 1 个孩子出生	最大孩子 0～30 个月	调整进入父母角色，存在经济和照顾孩子的压力	母乳喂养，新生儿喂养，预防接种，婴幼儿营养与发育，哺乳期性生活指导
有学龄前儿童	最大孩子 30 个月至 6 岁	抚育，帮助孩子适应与父母的部分分离（上幼儿园），注意儿童的身心发育	合理营养，监测和促进生长发育，疾病防治，形成良好的习惯，防止意外事故
有学龄儿童	最大孩子 6～13 岁	儿童的身心发展，教育孩子，使孩子适应上学，逐步社会化	合理营养，逐步社会化，防止意外事故，引导正确应对学习压力
有青少年	最大孩子 13～20 岁	青少年的教育与沟通，青少年的性教育，与异性交往	防止意外事故，健康生活指导，青春期教育与性教育，防止早恋早婚
孩子离家创业	最大孩子至最小孩子离家	父母与孩子关系改为成人关系，孩子进入社会，父母逐渐感到孤独	心理咨询，消除孤独感，定期体检，更年期保健
父母独处（空巢期）	所有孩子离家至家长退休	恢复仅夫妻俩的生活，开始计划退休后的生活	定期体检，防止药物成瘾，防范意外事故，改变不健康生活方式
退休	退休至死亡	经济及生活的依赖性高，面临各种老年疾病及死亡的打击	防治慢性病，孤独心理的照顾，提高生活自理能力，提高社会生活能力，丧偶期照顾，临终关怀

案例 5-2

一对夫妇的独生儿子考入了外省一所很好的大学，即将入学。十几年来，该家庭的一切家庭生活都是以儿子为中心的。

问题： 该家庭的夫妇可能面临什么样的健康问题，作为社区护士，可以提供哪些方面的健康指导？

五、家庭资源和家庭危机

（一）家庭资源

家庭为了维持基本功能，应付压力事件或危机状态所必需的物质和精神上的支持，称为家庭资源。家庭资源充足与否，直接关系到家庭及其成员对压力和危机的适应能力。家庭资源可分为家庭内部资源和家庭外部资源。

1. 家庭内部资源

（1）经济支持：家庭对成员提供的各种金钱、财物的支持。

（2）情感支持：家人对成员的关怀及精神上的维护与支持。

（3）医疗处理：家人提供及安排医疗照顾。

（4）信息和教育：家人提供医疗咨询及建议。

（5）健康维护：家人参与对成员健康的维护和支持。

（6）结构支持：改变家庭住所或设施，以适应患病成员的需求。

2.家庭外部资源

（1）社会资源：指家庭以外的社会群体，如来自亲朋好友及社会团体提供的支持。

（2）文化资源：通过文化、艺术欣赏提高家庭生活质量，化解家庭成员精神和情绪压力。

（3）宗教资源：宗教信仰、良心、道德、宗教团体的支持。

（4）经济资源：来自家庭之外的收入及赞助。

（5）教育资源：可获得的正式和非正式教育机构的教育，以提高家庭成员的教育水平。

（6）环境资源：近邻关系、社区设施、公共设施、空气、水等环境资源。

（7）医疗资源：医疗保健机构、卫生保健制度及卫生服务的可及和可用性。

社区护士可通过家庭访视与家庭护理等形式与服务对象交流，了解社区居民家庭资源状况，评估可利用的家庭内、外部资源，并将结果记录下来。当家庭内部资源不足或缺乏时，社区护士应充分发挥协调作用，帮助患者及家属寻找和利用家庭外部资源。

（二）家庭危机

家庭危机是指家庭结构和功能出现了严重障碍。家庭对压力事件的认知程度及应付压力事件的家庭资源的多少，决定了家庭对压力的调适能力。当家庭内、外部资源不足或缺乏时，家庭就可能陷入危机。当危机出现后，家庭也可通过一定的病态调适，暂时处于一种病态平衡状态，但最终将会进入彻底的失衡状态。家庭危机主要有以下几方面。

1.意外事件引发的危机　此类危机是由来自家庭外的作用而引发，一般无法预料，如住所被毁灭、意外伤害、死亡等。

2.家庭发展所伴随的危机　此类危机是由家庭周期各阶段特有的变化所引起的，具有可预见的特点。一类是无法避免的，如结婚、生子、孩子入学、退休、丧偶等；另一类是可以预防的，如青少年子女的性行为、中年时的离婚等。

3.与照顾老者有关的危机　这类危机是由于家庭因某些原因而单方面地长期依赖外部力量造成的。如家庭靠福利机构救济生活，家庭内有慢性病患者长期需要照顾者。当家庭想要摆脱依赖，或家庭想一次性治好患者，或者外部力量发生改变而未做出解释时常会发生危机。

4.家庭结构本身造成的危机　这类危机的根源埋伏在家庭结构内部，可以造成家庭矛盾的突然恶化。发生时，可能有压力事件的触发。由于这类危机起源于内部，因此具有反复发作的特点。

六、家庭对健康的影响

（一）家庭对个人健康的影响

1.对遗传的影响　每个人都是其父母基因型与环境相互作用的产物，有些疾病就是受家庭遗传因素和母亲孕期各种因素的影响而产生的。

2. 对生长发育的影响 家庭是儿童生理、心理和社会性成熟的必要环境和条件，大量研究和证据表明，家庭的缺陷与儿童的躯体、行为方面的疾病密切相关。例如，长期丧失父母照顾容易导致自杀、抑郁，以及社会病态人格等精神障碍。

3. 对疾病传播的影响 疾病在家庭中的传播多见于感染和神经官能症。例如，链球菌感染与家庭压力有关；病毒感染在家庭中有很强的传播倾向；精神疾病有一定遗传倾向。

4. 对发病和死亡的影响 许多疾病的发生与不健康的生活方式和生活压力事件的增多有关。家庭因素不仅影响到家庭中个体的发病和死亡，还影响到患者及家庭对医疗服务的使用程度。家庭压力增加时，对医疗服务的使用程度也增加。

5. 对康复的影响 家庭的支持对各种疾病（尤其是慢性病和残疾）的治疗和康复有很大影响。家长的漠不关心可增加儿童患抑郁症的风险。

考点 家庭对个人健康的影响

（二）健康家庭应具备的条件

一个健康家庭须具备以下 5 项条件。

1. 家庭中有良好的交流氛围，家庭成员之间彼此分享感觉，相互关心，使用语言或非语言的方式促进相互间的了解，并能化解冲突。

2. 增进家庭成员的发展，给各成员足够的自由空间和情感支持，使成员有成长机会，能够随着家庭的变化而调整角色和职责分工。

3. 能积极面对矛盾与解决问题，对家庭负责，不回避矛盾。

4. 有健康的居住环境及生活方式，可以提供安全、卫生、适宜的居住环境，掌握一定的健康知识，包括营养、运动、保健等知识，并能合理安排。家庭成员建立正确的健康观念，形成健康的生活方式，养成健康的生活习惯，促进健康行为模式。

5. 与社区保持联系，不脱离社会，充分利用社会网络和社区资源满足家庭成员的需要。

第 2 节 家 庭 护 理

家庭护理是以家庭为服务对象，以家庭理论为指导思想，以护理程序为工作方法，以家庭为单位的护理，是社区护士与家庭共同参与，社区护士、家庭及家庭成员有目的地进行互动，帮助家庭充分发挥家庭的健康潜能，预防、应对、解决家庭发展阶段的各种健康问题，促进家庭系统及其成员达到最佳水平的健康而进行的护理实践活动。

一、家庭护理对象

1. 有健康问题的家庭及家庭成员 家庭中有在家休养的慢性病患者、患有急性病需要立即就诊与转诊的患者以及在家中度过人生最后时期的临终患者等。

2. 有重点保健人群的家庭及家庭成员 妇女、儿童、老年人、残疾人等社区重点保健人群有特殊的生理及心理需求，是家庭护理的重点服务对象。

3. 具有疾病高危因素的家庭及家庭成员 家庭中存在一些具有某种危险性高的疾病特

征，其发生疾病的概率高于普通家庭，如在医院工作为患者进行放化疗的医务人员、在矿井野外等恶劣环境下工作的家庭成员。

4. 健康与亚健康的家庭成员　指导健康与亚健康的家庭成员学习健康知识，形成健康生活方式，预防疾病的发生。

总之，家庭护理的直接对象是各年龄段的患者，包括在家疗养的慢性病患者、出院后病情已稳定但还需要继续治疗的患者、临终患者、需要康复治疗的患者。间接对象则包含患者的家属、亲友、主要照顾者等。

二、家庭护理工作内容

家庭护理是在家庭中向家庭和其成员提供综合、连续的治疗与护理服务，涉及基础护理技术、健康教育、健康指导、家庭保健等，全面且专业化，可以帮助提高家庭解决和应对健康问题的能力。

1. 为家庭成员提供医疗和护理服务　社区护士向患者及其家属提供专业护理知识、技术和相应的保健指导。在进行健康指导时，应教会患者及其家属护理操作要点和注意事项，如测量体温、血压和血糖等护理操作，使其认识到每项操作的作用和可能出现的意外，并了解求助方式，以及解决和应急的办法。

2. 协助家庭成员提高心理和社会适应能力　家庭不断发展变化，不同的家庭发展周期，面临着不同的家庭发展任务。社区护士运用心理学的理论和技能，通过各种途径指导家庭成员调整心态，减轻压力，放松身心，使家庭成员都具有健康的心理和良好的社会适应能力，达到健康状态。

3. 协助家庭成员获得有利健康的环境与生活　社区护士应了解家庭成员的健康观念与健康行为，与家庭成员充分沟通，开展健康教育，依据家庭现有的设备与经济能力改善生活环境与生活方式，使家庭成员能获得安全、便利的成长与生活环境。

4. 协助家庭运用资源　为了解决家庭的健康问题，必须有效利用资源，而家庭可利用的资源包括家庭本身的有利条件、支持性团体、社会福利机构等。社区护士须协助家庭认清现有资源的功能并发挥其潜能，以解决家庭健康问题。

考点　家庭护理工作内容

三、家庭护理程序

家庭护理程序是运用护理程序对家庭进行护理的方法。社区护士通过家庭护理，评估判断出家庭健康问题，进行家庭护理诊断，制订家庭护理计划，具体实施和评价效果，并根据评价效果作出必要的修正，以维护家庭正常功能，促进家庭健康。

（一）家庭护理评估

家庭护理评估是为明确家庭的健康问题收集主、客观资料的过程，为进行家庭护理提供依据。

1. 评估方法　家庭评估主要通过家庭访视来进行，运用交谈法和观察法收集资料。交谈法是通过与家庭成员的交谈来了解家庭状况和家庭成员间的关系、家庭成员的健康状况等。观察法主要观察其家庭环境、家庭成员间的交流沟通状况和家属如何照顾家庭患病个体等。

2. 评估内容　家庭护理评估的内容见表 5-2。

表 5-2　家庭护理评估的内容

评估项目	评估具体内容
家庭一般资料	1. 家庭地址、电话 2. 家庭成员的基本资料（姓名、性别、年龄、家庭角色、职业、文化程度、婚姻状况、宗教信仰） 3. 家庭成员的健康状况及医疗保险形式 4. 家庭成员的生活习惯和生活时间（饮食、睡眠、家务、育婴、休假） 5. 家庭健康管理状况
家庭环境	1. 家庭地理位置，距离社区卫生服务机构的远近 2. 家庭周围环境（空气、绿化、噪声、辐射等） 3. 居家环境（居住面积、空间分配、设施、卫生、潜在危害、食物和水的安全等）
家庭中患病成员的状况	1. 疾病的种类及预后 2. 日常生活能力及受损程度 3. 家庭角色履行情况 4. 疾病消费
家庭发展阶段及发展任务	1. 家庭目前的发展阶段与发展任务 2. 家庭履行发展任务的情况
家庭结构	1. 家庭结构及患者与家庭成员间及其他家庭成员间的关系 2. 家庭沟通类型（思想交流、情感交流、语言交流） 3. 家庭成员的分工及角色（平时及家庭成员患病后的变化） 4. 家庭权利（传统权威型、工具权威型、分享权威型、情感权威型） 5. 家庭价值系统（家庭成员的个人观念、态度、信仰、健康观及家庭价值与信念）
家庭功能	1. 家庭成员间的情感 2. 培养子女社会化的情况 3. 家庭的自我保健行动
家庭资源	1. 家庭内部资源，包括经济支持、维护支持、医疗处理、情感支持、结构支持、信息和教育支持 2. 家庭外部资源，包括社会关系（邻里、亲戚、工作单位）、社会保障设施（医疗保险机构、居民委员会、养老院、社区卫生服务中心等）
家庭与社会的关系	1. 家庭与亲属、社区和社会的关系 2. 对社区的看法 3. 对家庭外社会资源的利用及需求

续表

评估项目	评估具体内容
家庭应对和处理问题的能力与方法	1. 家庭成员对健康问题的认识（疾病的理解和认识等） 2. 家庭成员间情绪上的变化 3. 家庭战胜疾病的决心 4. 家庭应对健康问题的方法 5. 生活调整（饮食、睡眠、作息时间） 6. 家庭经济应对能力 7. 家庭成员的照顾能力

3. 常用评估工具

（1）家系图：是以符号的形式对家庭结构、成员间关系、病患历史的描述（图5-1）。它是便于社区医护人员迅速把握家庭成员健康状况、家庭生活周期等资料的最好工具，亦是家庭健康档案的重要组成部分。家系图一般包含三代人。长辈在上，晚辈在下；同辈中，长者在左，幼者在右；夫妻中，男在左，女在右。家系图的绘制可以从最年轻的一代开始，也可以从中间开始，一般从家庭中首次就诊的患者这一代开始，向上下延伸。在代表每个人的符号旁边，可再标上成员的出生年月日、重大生活事件发生的时间、遗传病、慢性病等（图5-2）。绘制家系图可一次完成，也可在照顾患者的过程中逐渐完成。

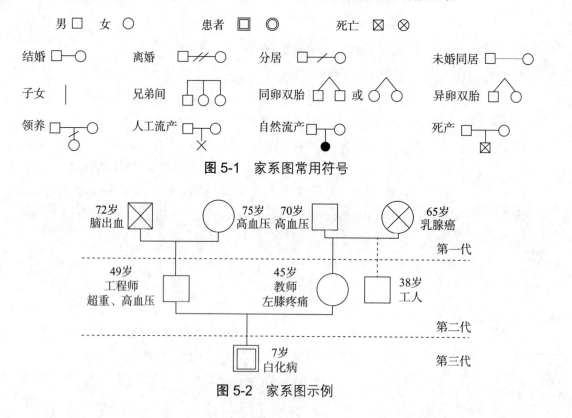

图 5-1　家系图常用符号

图 5-2　家系图示例

（2）APGAR 家庭功能评估表：是一种比较简便的能反映家庭成员对家庭功能满意度的问卷，适合社区护士初次家访时对家庭功能的评估。该问卷共有 5 个项目，每个项目代表一种家庭功能，分别为适应度 A（adaptation）、合作度 P（partnership）、成熟度 G（growth）、情感度 A（affection）和亲密度 R（resolve）。由于回答的问题少，评分容易，可以粗略、快速地评价家庭功能（表 5-3）。

表 5-3　APGAR 家庭功能评估表

借助于下列几个问题，我们希望对您及您的家庭能有更好的了解。如果您对问卷中的人和项目有意见或问题时，请随时提出。在这里，"家庭"是指通常与您住在一起的人员。如果您是自己一个人住，请把目前与您感情联系最密切的人当作您的家人。每个问题请选择一个答案在空格内打"√"。

项目	经常（2分）	有时（1分）	几乎从不（0分）
1. 当我遇到问题时，可以从家人处得到满意的帮助（适应度）	□	□	□
2. 我很满意家人与我讨论各种事情以及分担问题的方式（合作度）	□	□	□
3. 当我希望从事新的活动或发展时，家人都能接受且给予支持（成熟度）	□	□	□
4. 我很满意家人对我表达感情的方式以及对我情绪（如愤怒、悲伤、爱）的反应（情感度）	□	□	□
5. 我很满意家人与我共度时光的方式（亲密度）	□	□	□

注：0～3分，家庭功能严重障碍；4～6分，家庭功能中度障碍；7～10分，家庭功能良好

（3）社会支持度：社会支持度体现以服务对象为中心的家庭内、外的相互作用。用于帮助社区护士判断家庭目前的社会关系和可利用的资源。

4. 评估注意事项　收集的资料要全面、有价值；认识家庭的多样性；运用多种方法收集资料；充分利用其他人员收集资料。

（二）家庭护理诊断

家庭护理诊断既包括个体的，也包括家庭群体的。对所收集的资料进行分析推理判断，确定目前家庭存在的主要健康问题，并根据健康问题提出护理诊断。

1. 确定家庭的需求　家庭的需求涉及多个层面，如个体成员的需求、家庭分系统的需求、家庭单位的需求以及家庭环境的需求。有关个体成员的护理诊断是诊断个体对健康问题的反应，是根据行为模式如休息、睡眠、排泄、活动或锻炼等来组织的，如健康维护能力改变、自我照顾能力丧失等。对于家庭分系统即家庭人际关系的护理诊断，可以包括代表 1 个以上的人之间相互作用的需求，如母乳喂养无效、夫妻性生活障碍、父母不称职、社会交往障碍等。

北美护理诊断协会（NANDA）也给有关家庭单位的需求制订了护理诊断。主要的诊断有：家庭功能的改变、家庭应对无效等。另外，在确定护理诊断时，还要考虑环境问题，如住所、邻近环境、卫生状况等，查看是否有潜在的障碍，是否有健康促进的机会。

2. 确定家庭功能　护士需结合家庭力量、资源及应对能力确定家庭功能。塔皮亚（Tapia）将家庭功能分为混乱家庭、中间家庭、青少年期家庭、成人期家庭四个层次，每一层次有其

特征与相关护理措施。

3. 确定护理对象及护理活动　家庭评估资料可能显示出许多存在的需求或潜在的问题，护士应能根据轻重缓急确定合适的个体为护理对象，同时取得个体与家庭成员的合作和参与。护士通常要根据服务家庭的需求、资源、卫生保健费用、护士的能力和时间综合分析确定护理活动。

4. 确定护理的重点　首先考虑对生命安全有威胁的事件，当社区护士与家庭一起工作时，有必要确定最重点的需求，也是家庭认为最重要的。当家庭认为的重点与护士的观点有冲突时，应进行协调。一旦护士和家庭一致认定了家庭的需求，并确定了重点，就可以制订护理计划。

（三）家庭护理计划

家庭护理计划是针对护理诊断（护理问题）制订的具体护理措施，是护理行为的指南。它的主要工作内容有设定优先次序、确立护理目标、设定计划和将计划书写成文。其中家庭护理目标的确定是关键，要切实可行，可观察和测量，同时，鼓励服务对象与家属共同参与目标的制订，调动其促进、维护、恢复健康的积极性。

1. 制订家庭护理计划的原则　主要有相互性原则、独特性原则、设立目标符合实际原则、结合家庭价值观和卫生保健信念原则、与其他卫生保健人员合作原则。

2. 书写家庭护理计划　社区护士根据个体、家庭、社区的评估资料，作出有关的家庭护理诊断后，应按上述原则制订书面的家庭护理计划，护理计划应有完整的计划格式。

（四）实施家庭护理

实施家庭护理是将家庭护理计划付诸行动的过程。由家庭成员、社区护士、其他团队成员、家庭社会关系网中的其他人员等一群人共同执行，主要责任者和实施者是家庭成员。

实施家庭护理是将计划中各项措施付诸实践的过程。实施的过程包括组织计划的进行、书写护理记录、继续评估，社区护士在家庭护理的过程中扮演着多种角色，既是决策者、实施者，又是教育者、组织者、评价者。要求其具有较强的独立工作能力、丰富的业务理论知识、熟练的护理技能和良好的人际沟通能力。

1. 家庭护理措施　①帮助家庭应对疾病和各种压力的措施；②教育和指导家庭经受发展中的改变的措施；③为家庭联系所需资源的措施；④帮助家庭环境保持健康的措施；⑤病情所需的医疗与护理措施等。

2. 护理记录　社区护士在执行家庭护理计划中所设计的护理措施，应及时书写护理记录，将病情变化、治疗护理过程等一并记录在护理病历中。

3. 过程评价　包括资料是否完整全面、诊断是否得当、计划是否考虑家庭资源优势、成员是否赞成护理计划、实施是否顺利、有无阻碍计划实施的因素等。

4. 结果评价　包括是否达到预期效果、是否需要结束家庭护理。

（五）家庭护理评价

1. 评价方法　有过程评价和终末（结果）评价两种。

（1）过程评价：指评价发生在护士与家庭交往的过程中，当护理问题出现时，它能用于指导有关目标、护理活动和重点需求的改变。过程评价可帮助护士和家庭更有效地修改护理措施。

（2）终末（结果）评价：评价目标的完成情况和家庭继续存在的需求，可帮助家庭在结束与护士交往的关系或接受其他安排中做出选择。家庭能与护士一起回顾为了目标而进行的活动，从而能在结束与护士的关系时有一种成就感。也使护士知道自己工作是否有效，为护理活动提供了效果反馈，也为将来与其他家庭开展工作提供了经验和建议。

2. 影响评价的因素

（1）资料的可靠性：如果资料容易获得，并能经过仔细地收集，评价的结果就可能是准确和完整的。

（2）可利用的资源：在资源丰富的社区，家庭需求得到满足期盼越高，评价要求就越高，而在资源贫乏的社区，评价要求就可适当降低。

（3）家庭期盼的高低：如果家庭对能够达到的目标以及在什么情形下结束与护士的关系有一个较低的期盼，家庭对最后取得的结果就可能更满意。

（4）家庭与护士的交往状况：家庭与护士的交往状况，影响着人们对交往的看法，令双方都愉快和满意的关系更可能使家庭对护理活动产生成就感。

3. 评价的内容

（1）目标的检查：检查家庭护理目标是否真实有效，陈述是否清楚，目标是否达到。在长期目标未达到前应对短期目标进行检查。

（2）对家庭中患者的护理效果的检查：护理活动对患者的效果、患者的健康状况是否改善、患者对护士的满意度等。

（3）对个体效果的检查：个体健康需求满足程度、护理活动对每个家庭成员的影响、每个家庭成员对护士的满意度等。

（4）对家庭分系统效果的检查：当家庭成员学习新的行为时，家庭其他分系统的成员容易受影响，评价时应考虑家庭中现行的改变对所有家庭成员是否都有益或使他们都满意。为了平衡现在的活动，是否有必要为家庭另一部分成员做干预计划等。

（5）家庭单位效果的检查：家庭单位对护理干预的反应，家庭功能是否改善，家庭与护士交往的情感反应，家庭是否更能够掌握局面的变化和有解决问题的方法等。

（6）与环境相互影响的检查：家庭与环境的相互影响发生的改变是否对家庭有利，针对家庭的环境是否需要计划更多不同的活动等。

（7）护理工作的检查：护士执行自己任务是否熟练、护士是否还需要其他的技巧、护士的价值观和态度如何影响其与家庭的交往、护士是否利用家庭的反馈信息对自己的工作进行了改进、护士与其他卫生专业人员的合作情况、护士对家庭交往的满意度等，这些信息可以用于提高护理质量，也为护士今后的工作提供经验。

4. 评价的结果　评价虽然是护理程序的最后一个步骤，但在许多情况下，它也是一个开端。它可以帮助护士修改护理计划从而提高护理质量。评价有3个可能的结果。

（1）修改：护理计划的任何一部分，都有可能根据评价的结果进行修改。如果要使护理计划真正符合家庭需要，应对计划进行进一步修改。

（2）继续：评价显示所制订和实施的计划有效或可能有效，可以继续进行。计划的继续是计划成功的体现，但并不意味着计划很快会终结。

（3）问题解决：家庭原来的需求得到部分或全部的满足，不再需要护理干预。

（六）护理人员与家庭关系的终止

结束一种有意义的关系通常会引起家庭和护理人员的一些情感反应。在终止前进行仔细的计划，通知相关联的人员，及时讨论有关终止关系的问题，这对所有相关联的人员都有帮助。护士向家庭提出关系终止问题时，允许他们表达自己的反应，并帮助他们认识到自己能够独立应付未来的局面，从而帮助家庭过渡到独立和终止关系阶段。在最后的家访中，护士应开始向家庭提起不久将要终止护理服务，并共同制订一个日期和目标来作为终止的标志。护士应与家庭讨论有关目标的完成情况，与护士交往的满意度，以继续保持健康计划等。如果家庭需要其他的安排，也应在这段时间进行。护士应让家庭知道什么情形下再寻求健康服务，如慢性精神病患者的症状和体征再次出现，家庭须与健康服务机构再联系。

案例 5-3

　　王某，男，52 岁，近一个月来明显多饮、多尿伴体重下降就诊。经医院诊断为 2 型糖尿病，治疗方案为饮食控制加磺脲类降糖药。王先生无糖尿病家族史，在机关部门工作，平日喜食甜食以及动物性脂肪多的食物，近日睡眠不规律，烦躁易怒，不爱运动，无烟酒嗜好，家庭关系融洽，经济状况和家庭支持良好。

　　问题：根据家庭护理程序，如何为该患者提供有效的居家护理？

考点 家庭护理的程序

第 3 节　家庭访视

一、家庭访视概述

（一）家庭访视的概念

家庭访视简称家访，是指为了促进和维持个体和家庭的健康，在服务对象家里进行有目的的交往活动。社区护士通过家访可以接触到社区居民及其家庭，了解他们的健康状况和对其家庭进行健康评估，确定健康问题以及掌握家庭资源的利用情况。家庭访视是社区护理的主要服务形式之一。

（二）家庭访视目的

护士通过家庭访视，能了解家庭环境、家庭成员的健康状况、家庭结构及家庭功能和影响家庭健康的因素等，从而发现现存和潜在的健康问题。同时利用家庭的内部、外部资源，执行护理活动，预防疾病，促进健康。家庭访视的目的主要表现为以下几个方面。

1. 早期发现家庭健康问题。

2. 提供社区护理诊断的相关资料。

3.寻求在家庭内解决问题的方法。

4.提供健康教育、咨询或护理指导。

5.促进或建立家庭支持系统，完善家庭功能。

6.与访视对象建立良好的信任关系。

（三）家庭访视种类

根据访视的目的，将家庭访视分为以下几类。

1.评估性家访　目的是对存在健康问题或有照顾对象的家庭进行评估。常用于有婴幼儿、老年、体弱或残疾人的家庭和有家庭危机的家庭环境考察。

2.保健性家访　目的是预防疾病和促进健康。主要用于产后的新生儿访视及产褥期妇女的家访等。

3.连续照顾性家访　目的是为患者提供连续性的照顾，一般采取有计划地定期进行。适用于慢性病患者、需要康复患者以及临终患者等。

4.急诊性家访　是针对患者临时问题或紧急情况的家访。该种访视属于即时性家访，随机性大，适应范围广。只要符合家庭访视内容、服务对象需要，社区护士都应该提供服务。所以社区护士应随时做好出诊准备。同时，社区护理管理也应做好人力、物力的准备。

案例 5-4

患者，男，70岁，2个月前因脑卒中住院，出院后，社区护士居家上门进行偏瘫肢体康复训练指导。评估上下肢肌力、关节活动等情况（与两周前情况进行比较），询问饮食、睡眠、二便及康复训练情况，查看训练记录等。护理措施：进行康复评估；指导患者康复训练；进行用药、防跌倒等健康教育。

问题：本案例属哪一种类型的家访？

考点　家庭访视的种类

二、家庭访视程序

家庭访视程序可分为三个阶段：访视前准备阶段、家庭访视阶段、访视后阶段。

（一）访视前准备阶段

1.确定访视对象及优先次序　在许多需要接受家访的对象中有婴幼儿、孕产妇、慢性病患者、高危人群等，为最大程度地利用好时间、人力和物力，应有计划、有重点、有目的地安排访视的优先次序。访视的优先次序一般取决于下列因素。

（1）影响人数的多少：是安排优先访视首要考虑的因素，尤其是出院后的传染性疾病，如新型冠状病毒肺炎、禽流感、甲型肝炎、甲型流感等。

（2）对健康的危及程度：对社区死亡率高的疾病，应优先访视，如外伤、出血等疾病，并积极配合急救或协助送就近的医院进行诊治。

2.确定访视目的　社区护士在家访前，要将收集到的访视对象的资料进行分析，作出护理诊断，确定访视目标，然后制订出明确、具体、切实可行的访视方案。

3. 准备访视物品　社区护士在访视前进行物品准备和核对。按访视目的和家庭的具体情况准备访视包内的物品。

访视包的物品有三种类型。一是基本访视物品，这些物品一般在访视前的社区卫生服务中心（站）准备，包括体温计、血压计、听诊器、手电筒、量尺等常用体检工具；酒精、棉球、纱布、剪刀、止血钳等常用消毒物品和外科器械；消毒手套、口罩、帽子、工作衣等隔离用物；常用药物及注射用具、记录单和健康教育资料；地图和手机等联络工具。二是根据访视目的增设访视物品，如对新生儿访视时可增加体重秤，对造口患者进行护理时可增加造口自我管理手册等。三是可利用的家用物品，如浴巾、利用家庭的材料制作的床上洗头器、训练开发婴儿智力的各种玩具等。

4. 安排访视路线　首先需考虑交叉感染问题，避免访视护士将病菌带到其他个案家庭中，引起交叉感染；另外还需考虑有些个案访视时间性强或情况紧急，应提前安排访视；最后考虑访视路线，可依交通路线安排，以节约时间。

（二）家庭访视阶段

1. 收集资料　社区护士应与访视的对象建立彼此信任的人际关系，使用交流技巧系统地、客观地收集访视资料，为下一步的护理活动提供可靠依据。访视中应收集的资料包括以下内容。

（1）个人健康档案

1）基本资料：①人口学资料，如年龄、性别、职业、教育程度、婚姻、社会经济状况、身份证号码等；②健康行为资料，如吸烟、饮酒、饮食习惯、运动、就医行为等；③健康资料，如家族史、现病史、个人史、药物过敏史、月经史、主诉、各种临床检验结果、心理评估资料等。

2）周期性健康检查记录：针对不同年龄、性别进行健康检查，着眼于三级预防，以无症状的个体为对象，早期发现病患及危险因素。

3）小儿预防接种计划表：采用国家免疫规划疫苗儿童免疫程序表。

4）转诊、住院记录：记录转诊及住院病因、时间等情况。

5）健康教育记录：听课内容、时间、次数或个体化健康指导相关内容。

6）生活功能评估：通过评估量表评估服务对象的日常生活活动能力。

（2）家庭、社区资料

1）一般资料：如家庭住址、人数、每个人的基本资料、医生和护士签名、建档日期等。

2）家庭结构类型、家庭生命周期、社区的常规管理机构、社区的医疗服务机构、社区的人际关系、社区的文化氛围和社区群体的健康水平等。

2. 实施访视措施　访视目标需在实际的访视活动中实现。社区护士将收集的资料进行整理分析后，找出其现有的或潜在的健康问题，及时采取有效的护理措施。

3. 预约下次访视　访视完毕，社区护士应根据个案问题的缓急，在征求服务对象意见后，预约下次访视时间。

（三）访视后阶段

访视结束后，社区护士回到社区卫生服务中心需完成以下工作。

1. 医用垃圾　按规定访视结束后将医疗垃圾带回统一回收地点。

2. 物品补充　按访视包物品单将使用过的物品进行消毒和补充，以备下次访视使用。

3. 访视记录　记录内容包括护理对象的反应、现存健康问题、检查结果、协商内容和注意事项等，同时记录访视中计划的实施情况，访视目标的完成情况，服务对象目前的健康状况，并书写阶段性访视报告。记录应及时、真实、简洁、正确，并采用统一、规范的表格。

4. 访视评价　及时评价访视计划的执行情况，以便确定是否达到预期结果，及时调整或修改访视计划，提高访视成效。必要时可建立家庭健康档案或家庭访视病例。

5. 协调合作　通过个案讨论或汇报等方式与家庭医生团队的全科医生或康复医师等社区卫生服务人员商讨访视对象的情况，共同商定解决办法。如果出现家庭问题要在社区护士职权范围内解决，当现有资源不能满足访视对象需求时，家庭医生团队应与其他服务机构、医院联系，做出转诊或其他安排。

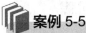 **案例 5-5**

> 案例 1. 患者女，产后 7 天，足月顺产，出生体重 2600g，体温正常。
>
> 案例 2. 患者男，1945 年生，患糖尿病 9 年合并视神经损害，双目失明 5 年，单身。公费医疗。
>
> 案例 3. 患者女，1955 年生，患高血压 10 年，并发脑卒中，右侧肢体偏瘫 1 年，家有儿子、媳妇和孙子。医疗费用自付。
>
> **问题：** 以上 3 个案例如何确定访视优先顺序？

考点 家庭访视程序

三、家庭访视的注意事项

在家庭访视中，为了更好地了解护理对象，提高家庭护理的质量，社区护士应注意以下事项。

1. 着装　社区护士着装，应以短上衣、紧袖口加工作裤为好，目的是方便工作、便于外出，遇有紧急情况或环境需要如登高、下蹲等均不受影响。

2. 态度和交流技巧　大方稳重，有礼有节，关心、体贴、尊重患者和家属，维持基本的社交礼仪，明确说明访视目的，尊重个人的价值观，从而达到双方信任的人际关系，便于护理活动的进行。交流始终要贯穿着对疾病的预防、治疗、康复（包含心理康复）和健康教育，为患者和家属提供与其相关的知识、方法、步骤。护士要注意在交流中认真地倾听患者和家属的主诉。

3. 预约　访视前核对访视时间、住址、患者姓名。如果预测可能因为预约使家庭有所准备而掩盖想要了解的真实情况时，可以安排进行临时性突击访视。

4. 介绍　初次访视时，向访视对象进行自我介绍，确认患者姓名，说明来访目的。

5. 原则上不在门口进行询问和指导，如果访视对象只站在门口说话，护士应想办法自然地进入屋内，但不要硬性贸然进屋。

6.记录　记录收集到的主观与客观资料时重点要突出，不要为了记录而记录，忽略了与访视对象的谈话。

7.时间　访视时间一般在1小时以内。应避开吃饭和会客时间。

8.严格落实医疗护理技术服务规范及医疗服务收费标准。

9.建立家庭健康档案及签订家庭访视协议。

考点 家庭访视的注意事项

四、家庭访视的安全管理

（一）社区护士的自我保护原则

护士在家访时也许会遇上一些有敌意、发怒、情绪反复无常的服务对象，而且对周围的陌生环境不能控制，应采取以下安全措施。

1.访视前用电话与家庭取得联系，确认住址、方向及如何到达，了解被访个体或家庭情况，在机构留下家访行程计划，尽量在计划时间内家访，特殊情况应征得机构同意。

2.穿着合适、得体，或按单位规定穿着制服、舒适的鞋子，必要时能够跑动。不要佩戴贵重的首饰。

3.随身携带身份证、工作证。

4.护士家访前要进行安全评估，有决定是否上门服务的权利。

5.尽量避免去一些偏僻的场所或偏远的地方，必去时需两人成行。

6.根据家访对象情况护士可要求两人同行，例如，访视家庭对象是1名单独居住的异性时。

7.访视中护士看到不安全因素，如打架、酗酒、吸毒、有武器等，可立即离开，同时要报警。

8.护理箱应放在护士视野内，不用时盖好，避免其他人触碰。

9.做好相关记录和文件的签署，掌握职业范围，避免医疗纠纷，慎重对待无把握或没有定论的信息。

（二）访视过程中应对危险情况的原则

访视时可能遇到现存或潜在危险，当遇上家庭成员打架或有人手持武器等不安全情况时，应遵循以下两个原则。

1.保护家庭成员的安全　如果护士认为在走访家庭中，可能有人身处危险中，必须立即报警，如果已有人受伤，护士须立即通知急救中心。

2.保护自己的安全　护士在家访过程中遇到上述情况时，会感到害怕、紧张，难以发挥应有的作用，当护士觉得自己存在可使情形更加恶化时，可以离开这个家庭，同时护士可向走访家庭要求更换家访时间，并向机构通报此事。

考点 社区护士的自我保护原则

自 测 题

一、名词解释

1. 家庭访视

2. 家庭护理

二、单选题

1. 在我国最主要的家庭类型是

    A. 单身家庭   B. 联合家庭

    C. 核心家庭   D. 同居家庭

    E. 重组家庭

2. 下列哪项不属于家庭的内部结构

    A. 家庭类型   B. 家庭权利结构

    C. 家庭价值观   D. 家庭角色

    E. 家庭沟通类型

3. 某家庭，父母常年在外经商，每个月都给在家上中学的孩子寄来一大笔生活费用，但孩子却经常郁郁寡欢，从家庭功能的角度考虑，这个家庭主要缺失的功能是

    A. 情感功能   B. 社会化功能

    C. 健康功能   D. 经济功能

    E. 生殖养育功能

4. 家庭护理中健康问题的决策者是

    A. 全科医师

    B. 社区护士

    C. 家庭自己

    D. 社区卫生服务工作者

    E. 心理咨询师

5. 下列有关家庭访视优先顺序的叙述，正确的是

    A. 以非传染性疾病为先，传染性疾病为后

    B. 以群体为先，个体为后

    C. 以慢性病为先，急性病为后

    D. 以生活富裕者为先

    E. 以教育程度高者为先

三、简答题

1. 简述家庭的功能。

2. 简述家庭访视的内容。

（魏晓雷）

| 第 6 章 |

社区重点人群的保健与护理

社区卫生服务内容贯穿了人的整个生命周期，包括儿童期、青少年期、中年期以及老年期。每一阶段都有各自的生理发育变化和心理社会特征，这使得不同阶段的人群具有不同的特征和不同的卫生保健需求。社区护士应具备有关疾病与健康问题的预防、早期保护和全面管理的知识。特别强调重点人群如儿童、青少年、妇女及老年人的保健与护理工作。

第 1 节　社区 0～6 岁儿童保健与护理

0～6 岁儿童保健是研究自出生至学龄前期儿童的生长发育、营养指导、疾病防治与护理、健康管理和生命统计等的一门综合性学科；是对 0～6 岁儿童进行整体、连续的健康管理，并采取有效措施，促进和保证儿童身心健康成长。

一、0～6 岁儿童保健的服务内容

（一）建立健康档案

为每个儿童及其监护人建立个人及家庭健康档案，填写儿童迁入、迁出、转诊、死亡报告，掌握辖区内儿童的变动情况，分析各类儿童的保健服务需求，明确社区儿童的主要健康问题。

（二）保健指导

鼓励母乳喂养，指导正确的混合喂养和人工喂养方法，以及合理添加辅食、合理断奶方法；指导小儿体格锻炼；指导良好的睡眠、饮食、卫生及户外活动等生活习惯；指导常见儿童安全问题的预防。

（三）定期健康检测和发育评价

了解全社区儿童健康中存在的问题，重点关注包括小儿贫血、佝偻病、营养不良、肥胖、肺炎、严重腹泻、肢体残疾等健康问题，及时矫治或转诊。

（四）双向转诊

开展儿童常见病、多发病的诊断，对于无法确诊病例及疑难病症，及时转诊到上级医院，将上级医院转回社区的儿童，重新纳入社区管理，做好转入、转出记录。

（五）预防接种

按照国家免疫规划疫苗免疫程序实施儿童预防接种工作。

（六）健康宣教

采用多种方式宣传、普及儿童保健知识，包括儿童的生长发育、营养知识，儿童常见病、多发病的发生及预防知识，常见意外的预防知识，儿童心理卫生保健知识等。普及科学知识，加强产前检查，促进优生优育。注重早期教育，培养良好的个性品质，增强对个人、家庭、社会的情感以及在社会环境中的适应能力。

二、0～6岁儿童保健要点

案例 6-1

　患儿，男，6 岁，平均一周尿床 4 次。

问题：1. 患儿这种行为是否为正常发育现象？

　　　2. 如何护理？

（一）新生儿期保健要点

自出生脐带结扎至生后 28 天为新生儿期。新生儿娩出后，身体各器官发育尚不成熟，适应外界环境能力差，易患各种疾病，死亡率高。因此新生儿期是生命最脆弱的时期，保健重点主要包括以下内容。

1. 定期家庭访视　查看新生儿居室环境，观察新生儿反应、皮肤颜色、脐部情况；了解新生儿吸吮，睡眠，哭声，大小便性状，体重增长情况；宣传指导母乳喂养。

2. 保暖　新生儿体温调节中枢发育不完善，体温因环境变化而变化。如环境温度低或保温不好，会使其体温过低，皮下脂肪硬化导致"硬肿病"；环境温度过高或保温过度，易使其体温升高，以至于发生"脱水热"。室温保持在 20℃左右为宜。

3. 喂养

（1）母乳喂养：提倡母乳喂养。尽早吸吮母乳，有助于促进婴儿的生长发育和抗病能力，促进母亲泌乳和产后母体康复，还有助于建立良好的母子感情。吸吮持续时间取决于婴儿的需要，让婴儿吸空一侧乳房后再吸另一侧，下次哺乳时先后次序交替，使两侧乳房均有排空的机会，并挤出剩余的乳汁，这样可促进分泌更多的乳汁。

（2）人工喂养：母亲无法进行母乳喂养时，指导用其他代乳品喂养，常见代乳品有鲜牛奶、羊奶及配方奶粉等。

（3）混合喂养：母亲乳汁不足或其他原因不能全部以母乳喂养时可部分用牛乳、配方奶粉或其他代乳品补充。母乳量少不能满足新生儿需求时，仍需按时哺乳，先将两侧乳房吸空，再补充其他代乳品，防止因吸吮刺激减少而导致母乳分泌骤降。

4. 生活护理

（1）排便护理。①小便：新生儿如液体量摄入不足，尿液呈深红色。②大便：母乳喂养儿大便为黄色、粥样微带酸味；牛奶喂养儿大便呈淡黄色，较干燥；消化不良时大便为黄色或绿色，粪水分开，如蛋花汤样；肠道感染时大便多呈水样，带有黏液。大便后应先用柔软的纸巾擦拭，再用温水清洗臀部。保持会阴及臀部干燥，勤换尿布或纸尿裤，必要时可使用氧化锌或 5% 的鞣酸软膏涂抹局部，预防尿布疹，发现异常及时就诊。

（2）皮肤护理：新生儿皮肤娇嫩，为避免擦伤皮肤，衣服应选择柔软、浅色、易吸水的棉织品，无扣、易穿脱，勤洗勤换，由于排泄次数多，应注意皮肤清洁。

5. 早期教育　新生儿以他的感官来感知世界，为促进新生儿心理、智力的发展，应提供丰富的环境刺激，母亲可通过拥抱、婴儿抚触、与新生儿说话，以及用色彩鲜艳、发声的玩具刺激其视觉、听觉和触觉，创造条件让新生儿多看、多听，促进新生儿神经心理发育，增进母子间情感交流。

6. 预防感染　新生儿免疫功能差，抵抗力弱，容易发生感染，应预防发生感染。

（1）脐部感染：新生儿脐部是病原微生物入侵的特殊门户，极易发生局部感染。正常情况下，脐带在新生儿出生后 4～7 天内自动脱落。脐带脱落前应注意：①保持脐部干燥，接触脐部前需洗净双手；②消毒、勤换尿布或纸尿裤，尿布应包于新生儿脐部下方，注意把婴儿内衣置于纸尿裤外面；③爽身粉等异物不要撒在脐窝部，以防脐部感染；④每天用 75% 的酒精棉球或棉签消毒 1～2 次，每次从脐根部自内向外螺旋消毒 3 遍，再覆以消毒纱布固定，若出现脐部潮湿、分泌物增多、脐周皮肤红肿，或脐窝深处出现浅红色小圆点触之易出血等情况应及时就诊。

（2）各系统感染：重点预防呼吸道、皮肤和口腔感染。①减少亲友探视，避免交叉感染；②护理新生儿前应洗手；③母亲感冒时应戴口罩哺乳，母亲如患传染病、重症心肾疾病等均不宜母乳喂养；④新生儿居室应空气清新，用具要专用，食具每次用后消毒；⑤按时接种疫苗。

（二）婴幼儿保健要点

1. 合理喂养　提倡母乳喂养，指导合理添加辅食和断奶，合理安排断奶后的膳食，以促进婴幼儿体格发育。

2. 促进感知觉的发展　提供早期刺激，促进婴幼儿感官、语言与动作的发育，通过早期教育，培养婴幼儿良好的生活习惯，开发潜能、促进心理健康。

3. 体格锻炼、预防常见疾病　坚持户外锻炼，进行空气浴、日光浴、水浴，提高机体对周围环境的适应能力，增强机体各系统的功能。讲究个人卫生，积极预防与减少婴幼儿期各类疾病的发生，提高婴幼儿身体素质。

4. 五官保健　眼睛的卫生保健主要是预防屈光不正、斜视、弱视及眼部感染性疾病等；耳的卫生保健主要是预防耳部感染等疾病，注意遵医嘱用药以防药物性耳聋；口腔保健应注意预防龋齿和口腔疾患。体检时发现异常及时给予矫正。

5. 免疫规划　根据某些传染病发生的规律，将各种安全有效的疫苗，根据科学有效的免疫程序，有目的且有计划地对婴幼儿进行接种，提高婴幼儿自身免疫力，达到消灭病原体、控制以及预防感染的目的。国家免疫规划疫苗儿童免疫程序表（2021 年版）见表 6-1。

表 6-1　国家免疫规划疫苗儿童免疫程序表（2021 年版）

可预防疾病	疫苗种类	接种途径	剂量	英文缩写	接种年龄														
					出生时	1月	2月	3月	4月	5月	6月	8月	9月	18月	2岁	3岁	4岁	5岁	6岁
乙型病毒性肝炎	乙肝疫苗	肌内注射	10 或 20μg	HepB	1	2					3								
结核病[1]	卡介苗	皮内注射	0.1ml	BCG	1														
脊髓灰质炎	脊灰灭活疫苗	肌内注射	0.5ml	IPV			1	2											
	脊灰减毒活疫苗	口服	1 粒或 2 滴	bOPV					3								4		
百日咳、白喉、破伤风	百白破疫苗	肌内注射	0.5ml	DTaP				1	2	3				4					
	白破疫苗	肌内注射	0.5ml	DT															5
麻疹、风疹、流行性腮腺炎	麻腮风疫苗	皮下注射	0.5ml	MMR								1		2					
流行性乙型脑炎[2]	乙脑减毒活疫苗	皮下注射	0.5ml	JE-L								1			2				
	乙脑灭活疫苗	肌内注射	0.5ml	JE-I								1、2			3		4		
流行性脑脊髓膜炎	A 群流脑多糖疫苗	皮下注射	0.5ml	MPSV-A							1		2						
	A 群 C 群流脑多糖疫苗	皮下注射	0.5ml	MPSV-AC												3	4		
甲型病毒性肝炎[3]	甲肝减毒活疫苗	皮下注射	0.5 或 1.0ml	HepA-L										1					
	甲肝灭活疫苗	肌内注射	0.5ml	HepA-I										1	2				

注：1. 主要指结核性脑膜炎、粟粒性肺结核等。

2. 选择乙脑减毒活疫苗接种时，采用两剂次接种程序，选择乙脑灭活疫苗接种时，采用四剂次接种程序；乙脑灭活疫苗第 1、2 剂间隔 7 ~ 10 天。

3. 选择甲肝减毒活疫苗接种时，采用一剂次接种程序，选择甲肝灭活疫苗接种时，采用两剂次接种程序。

（三）4～6岁儿童保健要点

1. 健康教育、培养良好的生活方式，根据该年龄段的生理、心理特点，注重教养，培养独立生活能力与良好的生活习惯（包括睡眠、饮食和卫生习惯），同时注重道德品质教育，在日常生活和游戏中促进智力发展。

2. 加强体育锻炼，增强体质。

3. 五官保健　同婴幼儿保健相关内容。

4. 加强传染病和常见病的防治，定期体检。

5. 注意安全，预防意外损伤。

三、0～6岁儿童常见疾病预防与护理

社区儿童常见病、多发病有小儿"四病"，即营养性缺铁性贫血、维生素 D 缺乏性佝偻病、小儿腹泻和支气管肺炎。这四种疾病对儿童健康和生长发育影响很大，但如喂养得当，加强护理，上述四种疾病可以不发生或少发生。因此，上述四种疾病是 0～6 岁儿童疾病的预防保健与护理重点。

（一）营养性缺铁性贫血

营养性缺铁性贫血是由于体内的铁不能满足小儿生理需要，使血红蛋白合成减少而引起。营养性缺铁性贫血多发生在 6 个月至 3 岁的婴幼儿，对小儿的生长发育、抗病能力及学习行为等均有一定影响。

1. 病因与危险因素　体内铁储备不足，孕母患严重缺铁性贫血，致使患儿先天性贫血；或患儿为早产、双胎，体内储血相对不足，均易发生缺铁性贫血。铁的摄入量不足；铁吸收减少或消耗过多，如慢性腹泻、胃肠道畸形、肠道寄生虫病、牛奶过敏等均可使铁的吸收减少、排出量增加而发生贫血。

2. 预防与护理措施　合理营养，满足婴儿生长需要。提倡母乳喂养，4～6 个月以后婴儿及时添加含铁丰富的辅食，纠正不良饮食习惯，促进铁吸收，增强体质，预防感染。贫血患儿免疫功能低下，需按时进行免疫接种，适当增加户外活动以增强体质，避免与感染患者接触以防感染。必要时遵医嘱服药。

（二）维生素 D 缺乏性佝偻病

维生素 D 缺乏性佝偻病是因体内缺乏维生素 D，使钙、磷代谢失常，引起骨骼改变为特征的一种慢性营养性疾病。本病多发生于 3 岁以下儿童，经多年的预防与治疗，目前其发病率已有明显下降。

1. 病因与危险因素　主要是钙摄入量不足，母乳、牛乳或食物中钙、磷比例不当而影响吸收。日光照射不足，需要量增加，因早产、双胎、低体重儿维生素 D 储备不足，生长速率快，相对易缺乏维生素 D，较正常新生儿容易发生佝偻病。

2. 预防与护理措施　加强营养，孕期及哺乳期母亲应注意摄入富含钙的食物。提倡母乳喂养、指导合理喂养与按时添加辅食；增加日晒时间，小儿满月后增加户外活动时间。必要时遵医嘱服药。

（三）小儿腹泻

小儿腹泻多见于5岁以下儿童，是儿童时期的常见病，是造成小儿营养不良、生长发育障碍和死亡的重要原因之一。腹泻引起死亡的主要原因是脱水和电解质紊乱，其次是营养不良且合并其他严重感染。如能及时采取措施防治脱水，可使腹泻死亡率明显下降。

1. 病因与危险因素

（1）感染：引起肠道内感染的病原体有病毒、细菌、真菌等。呼吸道和皮肤感染及急性传染病等肠道外感染，也常伴有腹泻。

（2）其他：喂养不当或辅食添加不当，过冷或高热均可引起腹泻，如腹部受凉可使肠蠕动增加，天气过热使消化液分泌减少。由于口渴而吃奶过多，增加消化道负担，也可诱发腹泻。

2. 预防与护理措施　观察病情变化与生命体征，注意大便量、次数及性质，便后清洗臀部。用口服补液直至脱水纠正。补液原则：轻度脱水 50～80ml/kg；中度脱水 80～100ml/kg，需在 8～12 小时将损失的水分补足；重度脱水需及时就医，由静脉补液。必要时遵医嘱服药。

（四）支气管肺炎

支气管肺炎是小儿常见病，是寒冷季节的多发病。因此，加强肺炎预防是社区儿童保健的一项重要工作。

1. 病因与危险因素

（1）感染：肺炎为病原体感染所致，小儿肺炎常见病原体有病毒、细菌等。

（2）气候突然变化、护理不当、居住拥挤或通风不良、空气污染等环境因素及小儿因营养不良、中度贫血、活动性佝偻病等致抵抗力及免疫力降低，易发生肺炎。

2. 预防与护理措施　密切观察病情变化与监测生命体征；遵医嘱合理应用抗生素；保持呼吸道通畅，改善低氧血症，及时清除呼吸道分泌物，使呼吸道通畅，增加肺泡通气量；减少刺激、避免哭闹以降低耗氧量；常变换体位，促进分泌物引流；出现严重缺氧时应及时就医，避免意外；饮食方面需给予营养丰富、易消化的食物，少食多餐，哺乳婴儿时取头高位或抱着喂，呛咳重者用滴管或小勺缓慢饲喂；患儿因发热、呼吸增快可增加水分消耗，需注意补充水分。

四、0～6岁儿童常见意外损伤的预防与护理

（一）烫、烧伤

家庭常见轻度烫、烧伤，儿童皮肤可表现为红、肿、水疱，且疼痛剧烈。

1. 护理原则　消除致伤原因，减轻疼痛，预防感染，促进伤口愈合。

2. 物品准备　冷水、烫伤药、生理盐水、无菌敷料、胶布等。

3. 操作方法　伤后立即用冷水冲洗或将受伤部位浸入冷水中，可减轻疼痛；若有水疱不必刺破，涂以烫伤药，保护伤口避免感染；若水疱已破，伤口较小，可用生理盐水清洁后，涂烫伤药，再用无菌敷料包扎保护伤口，预防感染。

4. 注意事项　不要涂抹其他油剂或不清洁的物品，保持伤口清洁，防止脏物或尘埃污染

伤口，如伤口较大或发现伤口感染应立即就医。

5. 预防　避免儿童接近火源；注意热菜、汤及开水的摆放应远离儿童；注意防火，普及安全用电知识。

（二）鼻出血

1. 护理原则　尽快止血，稳定情绪。

2. 物品准备　无菌小敷料或大棉球、凡士林或薄荷油膏、小冰块及布袋。

3. 操作方法　小儿取坐位、头微低，安抚小儿，保持安静；捏住鼻子10分钟，直到不出血为止；如上述方法仍不能止血，可用无菌小敷料或大棉球填塞鼻孔，以压迫止血；上述方法使用时可同时用布袋装小冰块放在鼻上及额部，以加速止血。

4. 注意事项　如上述方法均不能止血，应立即就医。

5. 预防　养成不挖鼻孔的习惯；平时易鼻出血者，可每天涂 1～2 次凡士林或薄荷油膏到鼻孔内，以湿润鼻黏膜；注意多吃富含维生素 C 的食物，可预防或减少鼻出血。

（三）其他意外伤害

家庭中儿童的其他意外伤害，有针、刀、剪子等锐利物品的刺伤；吞食异物或将异物放到鼻内，甚至将异物吸入气管的意外；电源插座造成的电伤等。

预防方法：妥善安放家中锐利物品，使用后应及时整理放回原处。对于 1 岁左右的儿童，不要给其豆类的物品玩耍，避免儿童将其放入口中或塞入鼻内；对于制作食物用的面粉类，应置于儿童不易接触之处，防止儿童将其打翻或扣在头上，以致面粉吸入气管。塑料袋的使用在社区的每个家庭都非常广泛，因此对其保管十分重要，因塑料袋一旦被儿童当作玩具，将其套在头上时，容易造成意外，对于使用过的塑料袋要及时丢弃或置于安全处。插座等带电物品的摆放应考虑到儿童的安全，由于儿童手指细小，可以伸到插座内，因此插座要放在儿童触摸不到的地方，或使用儿童保护性插座，或可用家具遮挡，从而避免发生意外。

第 2 节　社区青少年保健与护理

青少年时期为女性 12～18 岁，男性 13～20 岁。此阶段是人生的关键时期，是卫生保健需求量最大，接受健康教育最迫切的时期。但目前我国青少年健康面临许多问题，如肥胖、近视等常见疾病检出率居高不下，高脂血症、高血压、糖尿病等成年期慢性非传染性疾病发病年龄不断前移，学校传染病及突发公共卫生事件时有发生。这些问题不仅影响青少年身心健康，也是当前我国公共卫生面临的重要问题。因此要把增强青少年身心健康、促进其健康成长和幸福生活作为教育的基本目标，并逐步完善学校、家庭和社区相结合的青少年卫生保健工作网络。

一、青少年生长发育特点

青少年是从儿童向成人转变的过渡阶段，是一生中体格、智力和心理发育最旺盛的时期。社区护士作为社区青少年健康成长的保护者，应在充分了解青少年生理和心理发育特点的基础上，提供恰当的保健与护理。

1. 青少年的生理特点

（1）体格发育迅速：青少年时期是人生中体格发育的第二高峰期，其特征表现为一系列的形态、生理、生化、内分泌以及心理、智力、行为的改变。

（2）第二性征出现：进入青春期后，第二性征发育逐渐明显并趋向成熟，男性主要表现为喉结突出、声音变粗、长胡须，阴毛、腋毛先后出现。生殖器官也逐渐发育成熟，睾丸增大，能产生精子，分泌雄性激素。性腺发育成熟，开始出现遗精现象。女性进入青春期后，体格发育迅速，皮下脂肪增多，骨盆变得宽大，臀部变圆，出现女性特有的体型和身材。乳房开始发育，第二性征逐渐出现，外形逐渐丰满。卵巢发育成熟，开始分泌激素，在性激素的影响下，子宫内膜开始周期性剥落并出血，形成月经。

2. 青少年的心理特点　青少年时期心理发展的主要特征在于具有一种半儿童、半成人的心理，是独立性和依赖性、自觉性和幼稚性错综矛盾的时期，也是人生中心理成长、智力发育、世界观形成和信念确立的关键时期，易受外界不良因素的影响。在这一时期，随着性功能的成熟，青少年会随之产生心理上的一些困惑，如好奇、担心、多疑等，并对异性也开始关注，出现好感和爱慕。在言行举止方面，男性表现为刚强勇敢，女性温柔可爱，出现相互吸引现象。

二、青少年保健要点

青少年时期各种疾病患病率和死亡率降低，但行为和心理方面的问题开始增加。因此，加强道德品质教育及生理、心理卫生知识等教育为青少年期保健的重点。

1. 平衡膳食　青春期是体格发育的第二个生长高峰期，营养是保证青春期生长发育的关键。青少年在发育期对能量和营养的需要较高，每日摄入的蛋白质、脂肪、糖、维生素、铁、钙、碘等各种营养物质的量和比例要满足青春期生长发育的需要。养成良好的饮食习惯，避免暴饮暴食、偏食挑食及吃零食的不良习惯，纠正不合理的节食减肥。

2. 个人卫生指导　良好的卫生习惯对促进身体健康和预防疾病有着重要的意义。青少年应注意口腔卫生、用眼卫生以及写字、读书、站立等姿势，从而预防龋齿、近视和脊柱弯曲等疾病；培养青少年良好的个人生活习惯，防止沾染饮酒、吸烟等不良习惯；保证充足的睡眠；青春期女性月经期应注意保持外阴清洁，不宜用冷水洗浴，避免重体力劳动和剧烈的体育运动，不宜吃生、冷、辛辣等刺激性食物，禁止性生活；此外，还应注意衣着卫生、化妆美容卫生，经常保持身体清洁、勤换内衣，养成良好的卫生习惯。

3. 体格锻炼　体格锻炼可促进青春期的发育。青少年应坚持全面锻炼的原则，运动内容和形式应多样化。青少年由于性别的不同以及个体之间存在的差异，体育锻炼应从实际出发且持之以恒。

4. 性教育　向青少年传授科学的性知识，纠正与性有关的认识和行为偏差，树立健康的性意识。青春期性教育的内容应包括青春期性生理、性心理、性道德、性审美和性保护等方面的教育。应用各种教学媒体对青少年进行性教育，如发放宣传手册，参观计划生育图片展览、影视资料直观了解性知识等形式，使青少年正确认识性发育对自身心理生理的影响，加强自我防护，积极预防各种性传播疾病等。

5. 道德与法制教育　青少年处于人生特殊阶段，可塑性大，为了促进青少年身心健康成长，社区应加强对青少年进行普法宣传教育，增强青少年学法、用法和守法的良好意识，教育青少年远离不良生活方式，引导青少年在社会实践中正确使用法律；向家长进行相关法律法规的宣传和教育，强化他们维护青少年合法权益的法律意识。

6. 定期进行健康检查　重点在于了解青少年生长发育情况以及青少年常见病的发病情况。

案例 6-2

患者，男，15 岁。身高 170cm，体重 150kg，爬 3 层楼即已出现气喘、乏力，膝盖痛等症状。

问题：1. 该男孩哪项生理体征异常？
　　　2. 异常生理体征可能引发哪些疾病？
　　　3. 健康指导的内容是什么？

三、青少年常见的健康问题的预防与护理

1. 近视　青少年近视的发生不仅与遗传因素有关，还与环境因素和用眼卫生密切相关。学校及社区应采取多种形式对青少年及其父母进行保护视力、预防近视的保健指导；注意孩子的健康饮食，用眼卫生，少用电子产品，要有自控能力，提高他们对保护视力重要性的认识。

2. 手淫　是指通过自我抚弄或刺激性器官而产生性兴奋或性高潮的一种行为。手淫在青春期男、女均可发生，以男性更多见。手淫只要是适度的、有节制的，一般对健康无害；过度手淫可引起精神疲劳，甚至导致心理异常和性功能障碍，影响健康，应及时纠正。

3. 网迷　随着互联网的迅猛发展，网络带来了方便，但随之而来的副作用及消极影响也已经突显出来。一部分青少年利用网络玩游戏、赌博、聊天、看色情电影等，而长时间的上网，对身体和心理都产生很多负面影响。许多青少年迷恋于网络游戏不能自拔，往往不能很好地区分现实与虚幻，从而产生心理上的错位，严重影响了身心的发展。预防青少年成为网迷的措施有以下几种。①加强防范意识，改善教育方法。父母要给予孩子无微不至的关心，通过和孩子的交流让孩子找到情感上的依托，使他们不至于过分寄情于网络中；注意培养青少年人际沟通能力，鼓励其参加集体活动和体育锻炼。②政府要加大监管的力度，取缔非法网吧，对于黄色影片网站和过度暴力的游戏应当采取强有力的限制措施来管理。③学校应加强对青少年网络的宣传教育及上网的道德规范教育，使青少年真正实现健康上网。

4. 早恋　青少年的生理及第二性征逐渐发育成熟，由于传统观念的束缚，家庭、学校和社会对性教育不够重视，加上社会环境中的某些不良因素，使青少年缺乏必要的性心理卫生知识，不能调节自己的性心理活动而导致早恋。预防早恋的方法有以下几种。①进行必要的性知识教育。②家长及教师多与青少年交心、谈心，做他们的知心朋友，鼓励他们多参加有意义的社会活动，关心他们，谅解他们，使他们保持健康的心理状态。③正确对待正常的异性交往。正确指导其交友的方式和方法，预防早恋发生。

第 3 节　社区妇女预防保健

　　一名 28 岁已婚女性前来社区就诊，社区护士小张在询问中了解到该患者近日出现食欲下降，轻度恶心，晨间起床后发生呕吐，喜食酸性食物，平素月经规律，现停经 45 天。

问题： 1. 该患者出现何种情况？

　　　　2. 社区护士小张应给予什么指导？

一、社区妇女人群的特点

　　社区妇女预防保健工作是社区卫生服务工作的重要组成部分。妇女一生中的各个时期互相关联、互相影响，每个阶段都以前一个阶段为基础，社区工作要根据妇女不同时期的生理、心理特点，以群体为对象，针对妇女一生中不同阶段存在的健康问题，提供不同时期的预防保健服务。由于妇女在生理、心理以及家庭和社会角色上的特殊性，妇女保健工作可分为青春期保健、围婚期保健、围产期保健和围绝经期的预防保健。

二、妇女各期的保健与护理要点

（一）青春期保健与护理要点

　　青春期是个体由童年向成人过渡的时期。经历这个时期的发展，个体的生理发育、心理和社会的发展日趋成熟。因此，为使青春期少女能顺利地度过这一转变时期，发展成身心健康的有用人才，必须加强青春期保健。

　　1. 青春期少女特点

　　（1）生理特点：当青春期来临时体格发育突然加快，身高、体重快速增长，平均每年长高 6 ～ 8cm，体重平均每年增加 4.5kg。机体的神经系统、心血管系统、呼吸系统、消化系统、免疫系统等生理功能都在不断成熟，特别是生殖系统功能的成熟。由于雌激素分泌表现为乳房隆起，体毛出现如阴毛和腋毛，骨盆变宽，卵巢开始排卵，子宫内膜周期性脱落形成月经。

　　（2）社会、心理特点：青春期生理上的急剧变化冲击着心理的发展，认知水平的成熟和提高，记忆能力的增强，思维方式从形象思维发展到抽象思维、逻辑思维；自我意识发展，情绪体验敏感而不能自我控制；人格逐渐形成，完成从自然人到社会人的过渡；性心理不断成熟，性观念形成。

　　2. 青春期少女常见健康问题

　　（1）痛经：在月经期或月经期前后出现较严重下腹部疼痛、不适、腹坠、腰骶部酸痛。月经是青春期少女的正常生理现象，青春期少女由于生殖系统发育不成熟和精神紧张、情绪变化大、月经期不注意卫生等因素出现痛经现象；有的少女由于担心经期出血会损害健康、经血外漏而出现焦虑。

　　（2）性行为和怀孕问题：青春期随着生殖系统的发育成熟产生性欲，此时少女对异性由疏远到接近、亲密，对性充满好奇和幻想，与异性接触后由于生理上的需求和心理上不成熟易发生早恋和性行为，甚至导致妊娠。

（3）不良生活方式与体重增加：少女过度关注身材与个人形象时，会采取不当措施或过度节食以求快速瘦身，从而引发各种健康问题，甚至导致厌食症等疾病。因此，应教育青少年采取健康的生活方式，预防肥胖。

3. 青春期保健重点

（1）合理膳食、均衡营养：青春期的女性对于蛋白质、矿物质、水分的需要增加，必须从食物中吸收足够的营养素，以保证身体需要。克服偏食、节食。

（2）保持良好的生活方式：注意乳房保健，佩戴合适胸罩，晚上睡觉时去掉胸罩。

（3）注意经期卫生：保证经期时会阴部的清洁，讲解经期卫生用品的使用方法、经期的注意事项和正常月经的知识。

（4）注意心理卫生与健康行为：鼓励青春期少女学会控制自己的行为和情绪，使其健康成长。

（5）加强性教育：青春期少女在为自己生理上变化感到手足无措时，对她们进行合理的、科学的性教育十分重要，使她们正确认识月经、性梦等正常生理和心理现象，以解除对月经初潮的困惑、紧张。

（二）围婚期保健与护理要点

围婚期是指妇女从生理发育成熟到怀孕前的一段时期，包括婚前、新婚及孕前三个阶段。社区护士不仅要为所辖范围内围婚期妇女进行婚前检查，评估夫妻双方的身体、心理和社会状态，还要指导并协助妇女做好怀孕前准备，指导选择正确的避孕方法、保健服务措施。

1. 婚前医学检查　可评估夫妻双方的健康状况，检查发现异常者要劝阻他们慎重考虑结婚问题，社区护士应认真填写检查记录，同时帮助青年男女了解性生活的有关知识。

（1）询问病史：了解双方的患病史、女方月经史、男方遗精史、既往婚育史、家族近亲婚配史、家族遗传病史、精神疾病史、智力发育障碍等。

（2）体格检查：包括生殖器官与第二性征检查、胸部 X 线、血常规、尿常规、肝功能、肝炎抗原抗体、女性阴道分泌物检查。必要时行染色体、精液及性传播疾病等检查。

（3）婚前检查注意事项：未婚女性的检查需取得受检者同意，一般只做直肠腹部双合诊检查；注意保护患者隐私；发现有影响婚育的疾病时，应经过会诊或遗传咨询，根据具体情况进行指导；如发现近亲婚配或严重智力低下者应禁止结婚；患有严重的遗传性疾病者可以结婚但不宜生育；认真填写婚前检查记录，妥善保管，做好登记，定期分析。

2. 婚孕卫生指导

（1）性卫生指导

1）做好新婚期性保健，顺利度过第一次性生活，预防蜜月期泌尿系感染。逐渐建立和谐的性生活。

2）养成良好的性卫生习惯，保持外阴部清洁，月经期禁止性生活。

（2）新婚避孕指导：对婚后暂时不想生育的妇女，进行新婚节育指导，选择合适的避孕方法，指导避孕失败后的紧急补救措施，以避免意外妊娠和不必要的人工流产。

（三）围产期保健与护理要点

围产期保健是指一次妊娠从孕前、孕期、分娩期、产褥期（哺乳期）、新生儿期，为母婴的健康所进行的一系列保健措施，以保障母婴安全，降低孕产妇死亡率和围产儿死亡率。这一时期的保健工作对于孕期妇女及新生儿的健康意义重大。

1. 孕前期保健　为准备妊娠的夫妇提供健康教育咨询、孕前医学检查、健康评估和健康指导。通过评估和改善计划妊娠夫妇的健康状况，指导夫妇双方计划妊娠，选择最佳受孕时机，降低或消除导致出生缺陷等不良妊娠结局的危险因素，减少高危妊娠的发生，有利于生育健康和提高人口素质。

（1）选择最佳生育年龄：依据法律规定结婚后即可怀孕。但生理学研究表明，女性生殖器官一般在 20 岁以后逐渐发育成熟，23 岁左右骨骼才能发育成熟。从医学角度看，女性最佳生育年龄为 25～29 岁，这在生理上能保证女性生殖器官发育成熟而具备良好的生育条件，女性 ＜ 18 岁或 ＞ 35 岁，妊娠的危险因素会增加。

（2）选择最佳受孕时机：新婚夫妇最好延缓到婚后 3～6 个月受孕，或婚后 2～3 年生育也比较合适，使个人和家庭有缓冲时间，有利于夫妇充分适应婚后生活，而且有一定的经济基础，为育儿做好精神和物质准备。受孕应安排在双方工作或学习轻松，生理、心理都处于最佳状态的时期。受孕前应加强营养，劳逸结合，保持身心健康。

（3）避免危险因素

1）理化因素的影响：如高温环境、放射线、噪声、铅、汞、农药等，如有接触，应与有害物质隔离一段时间后再受孕。

2）生物因素的影响：如风疹病毒、流感病毒等。

3）避免致畸或致突变的药物：服用避孕药物者，应先停服药物，改用工具避孕半年后再受孕为宜。

4）养成健康的生活方式：合理营养和作息，孕前 3 个月补充叶酸，戒烟戒酒。

2. 妊娠期保健　应贯彻预防为主，通过产前检查、健康监测、宣传教育及咨询服务，维护孕产妇的身心健康及促进胎儿的生长发育，及时发现并发症，确保母婴健康，并协助孕妇做好分娩的心理和生理准备。

（1）孕妇保健手册（卡）的建立与管理：妊娠 12 周前由孕妇居住地的乡镇卫生院或社区卫生服务中心为其建立孕产妇保健手册，社区护士应做好孕妇登记，并进行早孕咨询检查和健康指导，对高危妊娠者进行筛查、监护和重点管理。建立孕产妇保健手册的主要目的是加强对孕产妇的管理，提高孕产妇疾病的预防质量，降低孕产妇胎儿和新生儿的发病率、死亡率以及病残儿的出生率。

（2）产前检查

1）时间：首次产前检查应在妊娠 12 周内，妊娠满 20 周后接受定期检查，20～28 周时每 4 周 1 次，28～36 周时每 2 周 1 次，36 周后每周 1 次。

2）内容：首次产前检查包括详细询问病史、全面体格检查、产科检查（包括腹部检查、骨盆测量、阴道及肛门检查等）及必要的辅助检查；复诊包括测血压、体重、宫高、腹围、复查胎位、听胎心、询问前次产前检查至今有无异常情况，并给予相应的辅助检查，预约下次复诊时间等。

（3）孕妇的保健指导

1）膳食营养：孕妇在妊娠期的膳食要营养均衡，不偏食、不挑食。孕妇营养补充的原则：以动物蛋白为主，同时增加富含优质的植物蛋白；多食蔬菜、瓜果等富含维生素的食物；适当限制脂肪、糖类较多的食物；出现水肿的孕妇应适当限制盐的摄入。妊娠晚期注意预防贫血及缺钙。

2）孕期卫生与保健：孕妇衣服宜宽大、柔软、方便、舒适，不穿紧身衣、不束胸；可从事一般的日常工作、家务劳动、散步等体育活动；保持充足睡眠；加强乳房护理，孕晚期开始每天用温水毛巾擦洗乳头，预防哺乳后乳头破损或皲裂。乳头凹陷者可用拇指和示指将乳头向外牵拉予以纠正；妊娠12周内及32周后应尽量避免性生活，以免引起流产、早产与感染；孕妇注意经常保持良好的心理状态、乐观的情绪；避免接触各种有害物质，如烟、酒、沥青、铅、汞、放射线、辐射等，以避免胎儿畸形的发生；预防病毒感染，如流行性感冒、病毒性肝炎、风疹等，以防胎儿畸形；妊娠期妇女应遵医嘱用药，不自行乱用药物，以免造成流产或胎儿畸形等意外。指导孕妇进行自我监护和分娩的准备工作。

3. 分娩期保健　提倡住院分娩、自然分娩。院外未消毒分娩者应用破伤风抗毒素注射，预防新生儿发生破伤风，预防产妇产褥期感染。

孕妇对即将来临的分娩常会感到恐惧不安，社区护士应指导孕妇从身体上、精神上做好分娩准备，主动向孕妇提供分娩的知识和信息，包括分娩的过程、如何应对分娩时子宫收缩引起的疼痛和不适；如何合理运用腹压配合子宫收缩加快分娩的技巧等，减轻其心理压力，另外，指导孕妇准备好分娩用的物品，包括医疗证、医保卡、身份证、婴儿用品、产妇用品等，并将所有物品放在一起，并告知家属，为入院分娩做好充分准备。

4. 产褥期保健

（1）产后家庭访视

1）访视频率：第一次访视时间是在产妇出院后的3～7天内；第二次在产后14天；第三次在产后28天；产后42天产妇应带着婴儿一起到医院做产后健康检查。如有异常情况，可酌情增加访视次数以便加强指导。

2）访视内容：了解产妇和新生儿的健康状况，包括精神、睡眠、饮食、大小便、脐带等情况，子宫复旧情况及恶露的性质、量、持续时间，乳房及哺乳的情况，会阴及腹部伤口的愈合情况等。鼓励母乳喂养。

（2）产褥期的护理及健康指导

1）保持外阴的清洁卫生。

2）注意个人卫生。

3）母乳喂养宣传与指导：母乳喂养重要意义在于增强免疫力、减少儿童期常见疾病及罹患过敏性疾病的概率等。

4）计划生育指导：产褥期不宜性交，哺乳期虽无月经，仍要坚持避孕。

5）适当活动和做产后健身操。

（3）常见健康问题的护理

1）乳腺炎：产妇产后乳汁淤积，会促进细菌的生长繁殖，如乳头破损或皲裂，使细菌侵入易造成感染。预防指导如下。①保持乳头和乳晕清洁：哺乳时产妇的乳头和双手必须用温水、软皂洗净，并保持清洁。②哺乳期保持乳汁通畅：一般每 3～4 小时哺乳一次，每次哺乳 15～20 分钟，排空乳汁。如乳汁过剩，婴儿不能吸尽时，应用手挤尽或用吸奶器吸出，防止因乳汁淤积而使细菌生长和繁殖。③保持婴儿口腔清洁：及时治疗婴儿口腔炎，婴儿不可含乳头入睡，乳头有破裂或皲裂应及时治疗。④补充营养与水分：忌食辛辣、刺激、油腻的食物，给予高热量、高蛋白、高维生素、低脂肪、易消化饮食，并注意水分的补充。

2）产后抑郁：多在产后 1 周发病，症状与一般的抑郁症相同。初期可见一过性抑郁状态，头痛、健忘、情绪低落、饮食减少、失眠、注意力不集中等，严重的表现为反应迟钝，有自杀企图，对产妇的身心健康及婴儿的发育、家庭社会均造成一定的危害。预防指导内容如下。①心理干预：在社区护理中，对患者的抑郁情况进行全面分析和评估，找出患者抑郁的影响因素，鼓励患者说出自身的想法，并且及时进行咨询和引导，排出不良情绪。②社会支持：社区护士要对产妇周围的亲属进行健康宣教，为产妇提供一个轻松愉快的生活环境，帮助产妇提升信心，消除负面情绪。③产后康复训练：提升产妇产后锻炼的意识，引导产妇进行产后锻炼，提升其自信心。

（四）围绝经期保健与护理要点

1.围绝经期妇女生理、心理特点

（1）生理特点：妇女在围绝经期，由于体内雌激素分泌减少出现一系列症状，称为绝经期综合征。绝经期综合征主要表现有：月经改变，生殖器官逐渐萎缩，与雌激素水平下降有关的潮热、潮红、出汗和夜间盗汗、骨质疏松等症状，绝经期妇女的心血管疾病易感性也增加。

（2）心理特点：围绝经期妇女由于围绝经期所发生的生理改变，使她们的心理也发生不同程度的变化。有的妇女感到自己衰老，或因性欲下降或性交不适感的增加，出现性生活困扰及痛苦。这些都可使围绝经期妇女产生不适应或失落感，甚至出现忧郁、绝望和无助感。

2.围绝经期保健

（1）健康宣教：社区积极开展有关围绝经期科学知识讲座，让妇女了解围绝经期是生命过程中的一个自然的生理过渡阶段，消除恐惧心理，保持良好的心态和乐观的精神，做好自我身心调节。

（2）加强锻炼：指导围绝经期妇女根据实际情况采取适宜的运动方式，加强盆底肌锻炼，预防子宫脱垂及张力性尿失禁。

（3）合理安排膳食：供给充足的优质蛋白、维生素、含钙高的奶制品和海产品，适当控制总热量，减少脂肪和糖类摄入。

（4）做好心理调适：帮助围绝经期妇女正确认识围绝经期的生理变化，平稳度过这一特殊时期。

（5）定期体检：便于及早发现各种妇科常见病、多发病，降低其发病率。

第4节　社区中年人群保健与护理

一、中年人群的特点

中年人群的年龄界定随着平均预期寿命的增长而不断调整，WHO认为：发达国家45～64岁为中年人，而发展中国家是45～59岁。中年人是人一生中最成熟、工作能力最强的阶段，但中年人压力也相对较大，一方面是工作中的压力，另一方面是对家庭的责任，中年人没有时间和精力顾及自己的健康，长期超负荷、持续不断地工作学习，睡眠不足，生理功能日益下降，精力逐渐衰退，使得部分中年人一直处于亚健康状态。

亚健康的临床表现症状有以下几方面。①躯体亚健康：持续3个月以上不明原因的躯体疲劳乏力、易累、肌无力、体力活动后全身不适、体力难以恢复、性功能下降、体质虚弱、免疫功能低下，以及常易感冒、头痛、咽炎、淋巴结肿痛、食欲缺乏、肌痛、关节痛。②心理亚健康：持续3个月以上精神不振、情绪低落、思维紊乱、失眠、头脑不清醒、认知障碍、心情不愉快、情绪不稳定、紧张、易怒、焦虑等。③社会亚健康：持续3个月以上社会不适应、工作学习困难、人际关系不协调、家庭关系不和谐、对环境适应能力和反应能力减退。④道德方面的亚健康：持续3个月以上世界观、人生观和价值观上存在着明显的损人害己的偏差。

中年人的身心健康对个人及家庭的幸福都有极大影响，同时也影响着中年人自身的事业发展和生活质量。因此，社区卫生服务机构应重视中年人的保健，及时帮助和处理存在的健康问题，维护中年人的健康。

二、中年人群保健要点

中年人的保健指导，可分为健康时期、亚健康时期、患病时期和作为患者家属及照顾者时期。

1. 健康时期　这一阶段的中年人在社区占比最大，且对保健指导不重视，所以保健指导要侧重于卫生保健知识，目的是帮助他们维持良好的生活方式，保持健康，及早预防、远离疾病。

2. 亚健康时期　处在这一阶段的中年人需要定期健康体检，改变不良生活习惯，消除致病因素。对疾病既不要过分恐怖，也不能不以为然。保健指导应侧重于预防性健康教育，帮助他们掌握自我保健技能，或帮助他们自觉地纠正不良的行为及生活习惯，积极消除致病隐患。

3. 患病时期　根据疾病的四个阶段，即临床期阶段、恢复期阶段、残障期阶段及临终阶段进行健康保健指导。

处在临床期阶段、恢复期阶段、残障期阶段的中年人，对保健指导比较感兴趣，他们不同程度地渴望早日摆脱疾病、恢复健康，因此保健指导应侧重于康复知识的教育，以帮助他们积极配合治疗，自觉进行康复锻炼，从而减少残障，加速康复。对于临终阶段的保健指导，其目的是帮助他们正确面对死亡，以减少对死亡的恐惧，尽可能轻松地度过人生的最后阶段。

4. 作为患者家属及照顾者时期　这一时期的中年人与患者接触时间最长，他们中部分人往往因长期护理而产生心理和躯体上的疲惫，甚至厌倦。因此保健指导应侧重于家庭护理技能的教育。一方面是提高他们对家庭护理重要性的认识，指导他们掌握家庭护理的基本技能，从而科学地护理、照顾患者；另一方面是指导他们掌握自我保健知识和技能，在照顾患者的同时，维持和促进自身的身心健康。

三、中年人群常见健康问题与保健指导

（一）常见健康问题

1. 消化系统　随着年龄的增长胃液、胰液等消化液的分泌量及其中所含的消化酶均有减少，容易产生消化道疾病，且随着摄入蛋白质和脂肪量增多，活动量减少，易于发胖，易患心血管疾病和糖尿病。

2. 心血管系统　随着年龄的增长，心肌收缩能力下降，并且由于身体发胖，心脏输出更多的血液来满足机体组织的需要，从而增加引发高血压和代偿性心肌肥厚的风险。

3. 呼吸系统　中年人肺的扩张能力下降，肺的总容量及肺活量均逐渐减少，呼吸功能逐渐下降，活动稍剧烈就会感觉气喘吁吁。

4. 运动系统　中年人骨骼逐渐发生退行改变，骨质疏松、脆性增加，易造成骨折。随着年龄增长可出现骨质增生，造成颈椎和腰椎的退行性改变。

5. 生殖系统　女性 40 ～ 50 岁卵巢开始萎缩进入更年期，约有 75% 的妇女出现更年期综合征，男性 40 岁以后睾丸功能开始减退，在 55 ～ 65 岁也有部分出现更年期症状。

6. 神经系统　人到 40 岁后，脑组织开始萎缩，重量逐渐减轻，神经传导和突触传导随年龄的增长而减慢，又因中枢抑制过程减弱，睡眠减少而易醒。中年后期人的机械记忆能力将逐渐下降而理解力显著增强，从而补偿了记忆下降的不足。

7. 心理发展特点　中年期是人生的特殊时期，它不仅是个体对社会影响最大的时期，也是社会向个体提出要求最多的时期。此期中年人面临家庭、工作和社会的压力，他们一方面要不断地完善自己，以求个体人生目标的实现；另一方面要承担着教育子女、赡养父母、照顾伴侣、完成工作等多方面的责任。在多种角色和责任的压力之下中年人存在中年危机现象，这个时期个体将经历身心疲惫、主观感受痛苦的阶段。

（二）保健指导

1. 定期体检　中年人一般每年进行一次全面体检，掌握健康的动态变化，促进有效的自我健康管理。

2. 养成良好的生活习惯　科学安排时间，遵循人体生物钟规律，定时作息。养成按时起居，定时进餐，定时大便，勤动手、勤动脑的生活习惯。

3. 纠正不良行为

（1）指导戒烟：有效的戒烟方法是提高戒烟动机、了解吸烟规律、减少每天吸烟量。

（2）限制饮酒：大量饮酒可导致脂肪肝、肝硬化、心脑血管疾病、肥胖和糖尿病等。若乙醇成瘾造成酒精依赖，可导致情感、思维、智能及行为方面出现异常，严重损害身体健康。因此，应做到不空腹饮酒、不养成每天饮酒的习惯。

（3）坚持锻炼：经常参加有氧运动可益智健脑，增强机体免疫力和抵抗力，减少疾病发生，同时运动可消耗体内的糖原和脂肪，减缓静息状态下的心率，使心肌收缩力增强，促进血液循环，加强心肺功能，消化血液中的三酰甘油和胆固醇，降低血脂，预防动脉硬化和血栓形成，降低冠心病、脑卒中的发病率。锻炼的同时可以多接触日光，有效地预防骨质疏松；运动还能使人精力充沛，改善不良情绪，让人产生一种愉快的感觉。

运动的原则如下。

1）整个身体都参加运动，不宜采用局限某一肢体或器官的运动，家务劳动不能替代体育运动。

2）锻炼前必须进行严格体检，了解健康状况，以便选择合理的运动项目和确定科学健身运动处方，做到因人而异、合理选择。

3）循序渐进、持之以恒；量力而行、防止损伤。

4）运动强度的计算。①有氧运动，如散步、快步走、羽毛球、太极拳、健身操等应坚持 20 分钟以上。运动适度表现为身体微热，轻松愉快，如感到疲乏无力多为运动量过大。②运动强度不能超过最大心率。最大心率 =（220- 年龄）次 / 分。一般不要超过最大心率的 85%，以免发生心脑血管意外，但若低于最大心率的 50%，则达不到有氧运动锻炼的效果。锻炼每次不能低于 20 分钟，每周不能少于 3 ～ 5 次。

（4）及时消除疲劳：根据产生疲劳的原因，采取不同消除疲劳的方式。

1）体力疲劳：表现为精神尚好但四肢乏力、肌肉酸痛。睡眠是消除身体疲劳的最佳方法，临睡前洗一个热水澡或用热水泡脚，再配合按摩，效果更佳。

2）脑力疲劳：因长时间用脑，引起脑的血液和氧气不足而产生的疲劳，表现为头晕脑胀、食欲缺乏、记忆力下降、注意力不集中等。适当参加一些体育活动是消除脑力疲劳的最好方法，但活动的强度不宜过大，时间不宜过长。

（5）科学饮食：营养全面、摄入平衡、品种丰富、多吃杂粮、饮食有度、按需而入，是维持健康的必需。

1）注意营养搭配，两餐间隔时间为 4 ～ 6 小时，每餐进食不可过量，进食时要细嚼慢咽不吃烫食，不食用太多调味品。睡前不再进食。

2）清淡饮食，限制食盐的摄入量，可预防高血压和脑卒中的发生；保证水果、蔬菜、菌类、豆类等食物的摄入，以确保足够纤维素，高纤维素膳食可以抑制糖的吸收，可使心血管壁胆固醇沉积减少，保护心血管，预防大肠癌；少食糖类及油炸类食物、低脂低胆固醇食物，少食动物肝脏、蛋黄奶油和奶酪等，可食一些鱼、瘦肉、鸡肉及植物油。

（6）心理保健：社区卫生人员要耐心、认真倾听亚健康患者的诉说，与之进行沟通，在生活上给予积极的帮助，并为其做好隐私保护工作，根据其年龄、性别、性格、工作性质及爱好、心理问题，制订出合理的心理调节计划，利用心理学的理论知识和技巧，调节亚健康患者的心理状态，树立良好的人生观和价值观，培养广泛的兴趣爱好，积极参加社会活动，使其学会控制情绪，自我减压，正确对待生活，保持愉快稳定的情绪。

第5节　社区老年人群预防保健

我国已进入人口老龄化社会，随着失能老人以及患慢性病老年人数不断增加，老年保健与老年护理服务将成为社区十分重要的任务，为老年人提供满意和适宜的医疗保健服务，提高老年人的生活质量，实现健康老年化的战略目标，已成为社区护理领域的主要课题。

一、老年人群的特点

（一）基本概念

1. 老年期是年龄段划分规定的正常生命历程的最后一个阶段。

2. 老年人是指达到或超过老年年龄的人。年龄段的划分因时代和文化不同而有差异。我国规定 60 周岁以上的人为老年人，习惯以六十花甲、七十古稀、八十耄耋、九十鲐背代表老年不同的时期。

3. 健康老龄化是 WHO 提出并在全世界积极推行的老年人健康生活目标，是指个人在进入老年期时，在躯体、心理、智力、社会、经济五个方面的功能仍能保持良好状态。

（二）老年人与家庭

1. 家庭中的养老负担　在老年人口总数和高龄老年人不断增加的情况下，越来越多的病残和高龄老年人需要由家庭成员照料生活，家庭养老负担加重，因此，开拓、发展家庭保健护理功能，既可充分利用家庭各项生活设施，又可降低社会对医疗的负担，在一定程度上减轻家庭成员的压力。

2. 关注并帮助受虐待的老人　家庭生活中老人受虐待虽是极少数，但也应引起注意。受虐的方式包括施加疼痛、精神伤害、限制食物、限制药物、限制钱财、各种方式的约束、有意识地错误安排资金与财产等情况。

3. 老年人婚姻　老年人的婚姻状况对老年人晚年生活质量有着多方面的影响，由于男女两性预期寿命的差异将进一步扩大，老年人的再婚问题也应引起重视。

（三）老年人的患病特点

老年人因机体老化，各种疾病明显增多，但即使是同一年龄的老年人，不同器官功能改变的程度也有差异，所以对老年人疾病的诊断不能仅仅以实际年龄来判断，更应全面考虑职业、家庭环境、经济状况以及与周围人的关系等情况，综合加以分析判断。一般老年人患病有如下特点。

1. 患病率高。

2. 不能全面正确提供病史　老年人由于记忆功能的减退，提供的病史缺乏真实性、可靠性，往往不能反映出真实的病情。

3. 疾病的并存性 约 70% 的老年人同时患有两种或两种以上疾病。

4. 发病缓慢且临床症状不典型 老年人由于身体老化，器官功能衰退，感受性降低，自觉症状比较轻，如老年人体温调节能力低，发热不如年轻人明显，甚至严重感染时也不明显，对疼痛等感觉也较差，对心肌梗死的剧烈疼痛反应有时也仅是轻度不适。

5. 易发生意识障碍 与年轻人相比，老年人无论是心脑血管疾病，还是呼吸系统疾病、尿路感染，甚至是发热、腹泻等都可能引起意识障碍。

6. 易发生水、电解质紊乱 老年人水和电解质的平衡代偿和耐受性都比较差，只要有轻微的不良原因就会导致水和电解质的紊乱。

7. 身心后遗症发病率高 老年人由于各器官抵抗力下降，一种主要疾病往往累及其他器官，加上精神因素的影响和思维方式的改变，易出现并发症和后遗症，给病后身心康复带来极大困难，因此，疾病早期应做好预防。

二、老年人群保健要点

老年保健的意义在于将以治愈疾病为目的的工作，转向更有效地预防病理性老化，维持老年人的躯体自主活动，促进健康。

（一）居家环境与生活方式指导

1. 建立安全、舒适、宜居的养老环境 以室内光线充足、室温在 20～22℃ 为宜，每天定时开窗通气 1～2 次，每次 20～30 分钟，以利于室内空气清新。保持经常行走的道路通畅、无障碍物、平坦、防滑、无积水，并留有一定空间，门槛、石阶不宜过高，通道上有扶手（家庭也可利用家具如柜子等代替扶手）以利于老人行走。舒适的床（硬板床、软床垫）可利用屏障保护老年人隐私。睡前避免噪声、强光和蚊虫叮咬，行动不便者床边放便器，厕所不宜太远，以坐便器为好。

2. 沐浴安全 饭后不宜立即沐浴，沐浴水温在 40～42℃，浴室温度在 22～24℃ 为宜，总时长不超过 30 分钟，间隔次数应适应季节变化。冬季沐浴应先升高室温再沐浴，在保温的同时注意不要门窗紧闭，以防蒸汽过大造成室内缺氧。沐浴时不必将浴室门反锁，以免发生意外时救助困难。

3. 规律作息与充足睡眠 保证充足睡眠，晚间睡前可用温水泡脚，保证睡眠质量。不熬夜、不贪睡，午休可作为晚间睡眠不足的补充。清晨起床动作不宜过快，以防直立性低血压。

4. 个人卫生

（1）口腔卫生：正确刷牙，每天 2～3 次，晨起主动咳嗽有利于支气管通畅和肺泡的扩张，减少肺部感染的机会。佩戴义齿的老年人要经常清洁义齿，夜间睡眠时摘下，以预防牙龈感染、损伤。

（2）用眼卫生：定期检查以预防白内障、青光眼。

（3）皮肤卫生

1）皮肤清洁：保持皮肤清洁、干燥，清洁皮肤时注意老年人的皮肤皱褶部位，如腋下、肛门、外阴和乳房下，但不能过分用力，防止皮肤破损。

2）头发清洁：洗发后梳理头发，帮助头部通经活络，促进血液循环，减少头发脱落。

（4）定时排便、预防便秘，注意便前、便后洗手。

（5）平日多饮水，外出不憋尿。除晨起一杯水外，其余时间饮水要注意多次少量，以预防口腔炎症和泌尿系统、呼吸道感染，每天饮水不少于 1500ml。

（6）坚持冷水洗脸等耐寒训练以预防感冒。

（7）老年人的衣着：根据老年人的身高和胖瘦选择合适的衣物，不仅要美观大方，穿着舒适，更应以实用为主，便于穿脱。衣服需要勤换洗，衣着应保持清洁、柔软、宽松，避免静电。内衣以纯棉为宜，避免选用对皮肤造成刺激的化纤织物。

（二）心理照护

突然的心理应激可造成心动过速、血压升高、血管收缩、心律失常，直至心室颤动，甚至猝死。因此，指导老年人及其照顾者掌握心理护理及自我心理调适方法，有助于老年人预防疾病、维护健康。主要方法如下。

1. 自我心理调适　对于即将退休的人，做好退休前的思想准备，尽快适应退休后生活。注重家庭和睦，处理好与子女、婆媳、翁婿关系。

2. 学会并保持乐观情绪　通过放松情绪，改变精神的紧张状态，起到预防心因性疾病的作用。

（三）膳食照护

按照老年人身体所需营养物质，设计适合个体、且摄入与排泄相对平衡的膳食为合理膳食。每天膳食中应含适量蛋白质、脂肪、糖类、维生素、矿物质、水和膳食纤维等营养素。

1. 营养需求

（1）适当控制热能的供给：老年人基础新陈代谢呈下降趋势，加之体力活动减少，所以倡导老年人多吃一些热量相对偏低的食物。

（2）提供足够的优质蛋白质：老年人的新陈代谢过程以分解代谢为主，要保证每天摄入足够优质蛋白质如豆类、奶类、鱼类、蛋类等。

（3）控制脂肪的摄入：老年人脂肪供给的关键，是要尽量供给不饱和脂肪酸含量较多而胆固醇含量较少的脂类食物，这对预防动脉粥样硬化的发生有重要意义。膳食中脂肪的供给主要以植物油为主，如橄榄油、花生油、葵花油等。尽量减少含胆固醇高的食物，如蛋黄、动物肝脏、肥肉等，动物性食物也不宜多，胆固醇的每日摄入量应低于 300mg。

（4）补充矿物质：多供给含钙丰富的食物，如奶类、豆类、虾皮、木耳等。维持钙磷平衡，防止钙缺乏症。另外要注意铁的补充，以预防贫血；同时，还要注意硒、铜等具有抗氧化功能营养素的摄入。

（5）摄取充足维生素：保证每天供给含维生素丰富的食物，如新鲜蔬菜、水果、坚果等，特别是 B 族维生素能增加老年人的食欲。

（6）增加膳食纤维摄入：老年人膳食纤维的摄入量以每天 30g 为宜。

（7）保证充足的水分：老年人每日饮水量（除去食物中的水）以 1500ml 为宜。饮水过多会增加心肾功能的负担；水分不足会影响机体生理功能。

（8）限盐：WHO 建议老年人的食盐每日宜在 6～10g 内，对患有心血管疾病、糖尿病患者每日控制在 4～5g。

2. 养成良好的饮食习惯

（1）规律饮食、定时定量、七八分饱即可。避免过冷过热及辛辣刺激的食物，遵循"早晨吃好，中午吃饱，晚上吃少"的原则。戒烟、戒酒。

（2）进食少盐、少糖、少脂肪、高维生素、高纤维素和含钙铁丰富的食物。

（3）饮食应易于消化，利于咀嚼。

（4）食谱经常变化，依照老年人健康状态制作均衡营养的食谱。

（5）注意饮食卫生，选择新鲜的食材。

（6）鼓励自己进餐，有困难者可用特殊餐具自己进餐，调节用餐氛围，保持用餐时的心情。

（四）运动指导

运动时注意安全，以免发生意外。选择易被老年人接受并能长久坚持下去的有氧运动，如步行、游泳、跳舞、健身操、太极拳、小球类运动等。对于卧床的老年人，可在床上做肢体屈伸、翻身、梳头、洗脸等功能锻炼，减缓骨质丧失、防止肌肉萎缩、维持各器官正常功能。保持适当的运动，不仅能促进躯体健康，保持体形，增强和改善机体功能，提高肺活量，改善老年人免疫功能，保持积极的生活态度，还有助于老年人降低血压、血脂，延缓心脑血管硬化。老年人运动时聚在一起，寻找共同话题，培养共同兴趣，减少心理上的孤独感和负面情绪，增加主观幸福感。

（五）安全防护指导

1. 防止跌倒 跌倒的预防详见本节"跌倒的预防与护理"内容。

2. 防止误吸、噎、呛 老年人在进食时应采取坐位或半卧位，中枢性舌瘫和面瘫者、坐位老年人的头应偏向健侧，卧位老年人应健侧卧位。老年人的食物应少而精，软而易消化，少食多餐，进食时要注意力集中，不做与进食无关的事，如看电视、说话等。进食速度宜慢，每口食物不宜过多，以防误吸和噎食。对于易呛者，应把食物加工成糊状，水分的摄入应混在食物中。对于反复发生吸入性肺炎者，应给予鼻饲。

3. 防止坠床 评估发生坠床的危险因素，有针对性地进行防护。对于痴呆、脑血管病后遗症者，可用床档；对于体胖、翻身幅度大的老年人，加宽卧床，以防翻身时坠床；夜间卧室应安装光线柔和的感应灯，避免因看不见床界而坠床。

4. 空巢、独居老年人安全防护 不让陌生人进入家内，不随意与陌生人谈论财产等家庭隐私；训练老年人掌握生活中的器具及使用方法。

5. 老年人用药安全指导 除正确指导用药，社区护士还应通过多媒体、专题讲座、小组讨论、发放材料、个别指导等教育方法，反复强化老年人学习疾病相关知识，提高老年人自我管理能力，促进其服药依从性，同时还要充分发挥家庭支持系统在老年人用药中的作用，取得家属配合，保证老年人用药的合理、有效和安全。

（1）给药原则

1）遵医嘱服药：不自行滥用药物，不随意更改用药剂量与时间，不中断治疗。

2）用药量不宜过大：原则上老年人治疗用药量及间隔时间均应随年龄增长、身体状况而定，尤其是高龄老年人用药不可照搬一般成年人用药量，可参照成人常用量适当减量，需要时应从小剂量开始逐渐加大剂量。

3）用药种类不宜过多：老年人身患多种慢性疾病，需常年服用多种药物，药物间相互作用的问题增多，药物不良反应发生率即随之明显加大。药物间相互作用不能仅以协同或拮抗来概括，由于吸收、分布、代谢、排泄等动力学相互影响，实际用药效果与药物相互作用引起的不良反应往往难以预料，因此老年人用药种类应尽可能少而精。

4）注意观察药物的不良反应：药物的不良反应分为两类，一类是具有明显症状的；另一类则是需经化验才能判定的。了解药物的不良反应，是保证治疗时用药安全的基本条件。

（2）服药指导

1）指导老年人严格遵医嘱用药，提高用药依从性，不能自己随意增减药量，护士应指导老年人、家属及护理者除观察疗效外，还需观察并及时发现用药后的不良反应，若老年人在用药过程中一旦出现不良反应，应立即停药，及时复诊。

2）不自己滥用药物。

3）服用药物种类多时，可分次服下，以免误咽而引起窒息。

4）使用镇静类药物最好上床后服用，以防药物在老年人上床前发挥药效而引起跌倒。

5）服药期间，禁止吸烟饮酒，并注意药物与食物间的相互作用。

6）对家属进行安全用药知识的教育，使他们学会正确协助和督促老年人用药，防止发生用药不当造成的意外。

7）指导老年人及家人正确保管药品，定期整理药柜，药物需分类放置，避免错服药物。对于过期、发霉、变色、变质的药品及药品标签不清的药物要及时处理。

三、老年人群常见健康问题与保健指导

老年综合征是指多种疾病或原因造成的，老年人的同一种临床表现或出现的问题。主要包括：听视觉及认知障碍、口腔问题及吞咽紊乱、情绪异常、语言障碍、睡眠紊乱、疼痛、营养不足、二便异常、压力性损伤（压疮）、肢体震颤麻木及水肿、脱水、跌倒和皮肤问题等。以下介绍几种常见的老年综合征的预防与护理。

（一）跌倒的预防与护理

1.跌倒定义　指突发、不自主的、非故意的体位改变，倒在地上或更低的平面上。跌倒包括以下两类：从一个平面至另一个平面的跌落；同一平面的跌倒。

老年人跌倒死亡率随年龄的增加急剧上升。跌倒除了导致老年人死亡外，还导致大量残疾，并且影响老年人的身心健康。例如，跌倒后的恐惧心理可以降低老年人的活动能力，使其活动范围受限，生活质量下降。老年人跌倒的发生并不是一种意外，而是存在潜在的危险因素，老年人跌倒是可以预防和控制的。

2.跌倒风险评估　为预防老年人跌倒的发生，护理人员需对老年人跌倒风险进行评估。

（1）Morse 跌倒量表（Morse fall scale，MFS）：该量表是美国 Morse 教授于 1989 年研

制而成的,专门用于预测住院患者跌倒风险的评估量表,评分越高表明跌倒风险越大(表6-2)。评估量表风险分级:得分<25分为低风险;25~45分为中度风险,>45分为高度风险。Morse量表具有较高的诊断效率、灵敏度、特异度等,尤其适用于老年人跌倒风险的预测。

表6-2 Morse跌倒量表

危险因素	分值
跌倒史(3个月内)/视觉障碍	□否(0分) □是(25分)
超过一个医学诊断	□否(0分) □是(15分)
行走辅助	□卧床休息、护士照顾、不需要(0分) □使用拐杖、手杖、助行器(15分) □扶靠家具行走(30分)
静脉治疗/使用药物治疗	□否(0分) □是(20分)
步态	□正常、卧床休息不能活动(0分) □乏力,或≥65岁,或直立性低血压(10分) □失调及不平衡(20分)
认知状态	□量力而行(0分) □高估自己/忘记自己受限制/意识障碍/躁动不安/沟通障碍/睡眠障碍(15分)
总分	最低0分,最高分125分(>45分为高危)

(2)Hendrich Ⅱ跌倒风险评估模型(Hendrich Ⅱ fall risk model,HFRM) 该模型用于住院患者跌倒风险评估。评分≥5分为高危跌倒人群,得分越高则跌倒风险越大,提示应实施护理干预措施,预防患者跌倒(表6-3)。HFRM强调了用药情况对跌倒风险的影响,因此,对服用特殊药物的老年人跌倒风险评估具有一定的针对性。

表6-3 Hendrich Ⅱ跌倒风险评估模型

危险因素	危险评分	评估日期
意识模糊或定向力障碍	4	
抑郁症状	2	
排泄改变	1	
头晕或眩晕	1	
男性	1	
服用抗癫痫药(或剂量改变或停药)	2	
服用苯二氮䓬类药物	1	
"起立-行走"试验(从坐位起身)		
1.一次动作能起身、不需撑扶,步态平稳	0	
2.撑扶,一次成功站起	1	
3.多次尝试,才成功站起	3	
4.无协助不能起身[或医嘱要求他人协助和(或)绝对卧床]	4	
总评分		
评估结果		
评估者		

3. 危险因素分析　老年人跌倒是多因素交互作用的结果。既有内在的危险因素，也有外在的危险因素。

（1）内在危险因素有以下几方面。①生理因素：步态的稳定性下降，感觉系统功能减退，影响机体的平衡功能；中枢神经系统的退变，影响智力、肌力、感觉、反应能力等；骨骼、关节、韧带及肌肉功能损害和退化引发跌倒。②病理因素：卒中、帕金森病、脊椎病、小脑疾病、前庭疾病、外周神经系统病变；心血管疾病，直立性低血压、脑梗死、一过性脑血管缺血性病变等。③感知觉方面：白内障、青光眼、黄斑变性、听力减退等。④心理及认知因素：如痴呆、抑郁症。⑤其他方面：昏厥、眩晕、惊厥、偏瘫、足部疾病等影响机体平衡功能、稳定性、协调性，导致增加跌倒的危险性。

（2）药物因素：很多药物可以影响人的神智、精神、视觉、步态、平衡等方面而引起跌倒。可能引起跌倒的药物包括：精神类药物，如抗抑郁药、抗焦虑药、镇静催眠药、抗惊厥药；心血管药物，如抗高血压药、利尿剂、血管扩张药；其他，如降糖药、非甾体抗炎药、镇痛剂、多巴胺类药物、抗帕金森病药。

（3）外在危险因素主要有两方面。①环境因素：昏暗的灯光，湿滑的地面，不平坦的路面，楼梯台阶，步行途中的障碍物，不合适的家具高度和摆放位置，卫生间没有扶手等都可能增加跌倒的危险；不合适的鞋子和行走辅助工具也与跌倒有关；室外的危险因素还包括雨雪天气、拥挤等都可能引起老年人跌倒。②社会因素：老年人的教育和收入水平、卫生保健水平、享受社会服务和卫生服务的途径，以及老年人是否独居、与社会的交往和联系程度都会影响其跌倒的发生率。

4. 跌倒的预防

（1）评估老年人的跌倒危险因素，增强防跌倒意识，加强防跌倒知识和技能学习。

（2）坚持参加规律的体育锻炼，以增强肌肉力量、柔韧性、协调性、平衡能力、步态稳定性和灵活性，防治骨质疏松。

（3）居室内地面应防滑、不设地垫，尽量不要门槛；夜间活动有照明，晚上床旁尽量放置小便器；转身、转头时动作要慢；起床时要做到"3 个 30s"，即醒后 30s 再起床，起床后 30s 再站立，站立后 30s 再行走。

（4）拿取物品不登高；上下楼梯、如厕时尽可能使用扶手；走路避免携带重物；避免去人多的地方；使用交通工具时，待车辆停稳后再上、下车。

（5）积极治疗或控制基础病，如高血压、直立性低血压等易发生跌倒的疾病。

（6）避免在他人看不到的地方独自活动，雨雪天气不外出，必要时外出应有人陪伴。

（7）有视、听及其他感知障碍的老年人应佩戴视力补偿设施、助听器等。

（8）老年人衣着不宜过长过大，鞋子大小合适，不宜穿硬底鞋，尽量不穿拖鞋走动。

（9）选择适合个体的辅助工具，使用合适长度、顶部面积较大的拐杖。将拐杖、助行器及经常使用的物件等放在触手可及的位置。

（10）建立支持系统，保持与空巢独居的老年人密切联系，发现异常及时处置（呼叫120）或寻求社会帮助，避免跌倒或其他意外发生。

（11）进行平衡能力锻炼：任何锻炼方式都要视自己的情况而定，避免出现跌倒。①金鸡独立：睁眼或闭眼，双手叉腰，一腿弯曲，一腿站立尽可能长的时间，以增强腿部力量。每天早晚各练习10分钟（每次20个，两次之间休息30秒）。②"不倒翁"练习：挺直站立，前后晃动身体，脚尖与脚跟循环着地以锻炼下肢肌肉，达到控制重心的目的（病情不稳定及高龄老人不宜）。③坐立练习：站在椅子前反复缓慢起立坐下，坐立练习时可以将一个纸盘放在头顶上，尽量保持不掉落，以增强平衡性。④沿直线行走：画一条直线，向前迈步时，把前脚的脚后跟紧贴后脚的脚趾前进，步行的轨迹尽量和直线重合。在向前行走10～20步后，把身子转过来按照同样的方式走回去。行走时，可以将一个纸盘放在头顶上，尽量保持不掉落，以增强平衡性。⑤侧身走：俗称"蟹步"，顾名思义，就是像螃蟹一样横着走。⑥倒着走：找一块平坦的空地作为练习场所，倒着走并尽量保持直线，注意环境安全，有颈椎病的老年人不宜倒着走。

5. 跌倒后自行站起的方法　①如果是背部先着地，应弯曲双腿，挪动臀部到放有毯子或垫子的椅子或床铺旁，然后使自己较舒适地平躺，盖好毯子，保持体温；②休息片刻，等体力准备充分后，尽力使自己向椅子的方向翻转身体，使自己变成俯卧位；③双手支撑地面，抬起臀部，弯曲膝关节，然后尽力使自己面向椅子跪立，双手扶住椅面；④以椅子为支撑，尽力站起来；⑤休息片刻，部分恢复体力后，打电话寻求帮助，最重要的就是报告自己跌倒了；⑥如果家里有人则第一时间寻求帮助。

6. 老年人跌倒的现场处理　发现老年人跌倒，不要急于扶起，要分情况进行处理。

（1）意识不清：立即拨打急救电话，并同时观察是否有如下情况及时处理。①有外伤、出血者，立即止血、包扎；②有呕吐时将头偏向一侧，并清理口、鼻腔呕吐物，保证呼吸通畅；③有抽搐者，移至平整软地面或身体下垫软物，防止碰、擦伤，必要时牙间垫较硬物，防止舌咬伤，不要硬掰抽搐肢体，防止肌肉、骨骼损伤；④如呼吸、心跳停止，应立即采取心肺复苏，进行胸外心脏按压、口对口人工呼吸等急救措施；⑤如需搬动，保证平稳，尽量平卧。

（2）如发现老年人意识清楚时，可以采取下列措施：①询问老年人跌倒情况及对跌倒过程是否有记忆，如不能记起跌倒过程，可能为晕厥或脑血管意外，应立即护送老年人到医院诊治或拨打急救电话；②询问是否有剧烈头痛，观察是否有口角歪斜、言语不利、手脚无力等，如有提示可能发生脑卒中，此时不能立即扶起老年人，因为有可能会加重脑出血或脑缺血，使病情加重，应立即拨打急救电话；③有外伤、出血者，立即止血、包扎并护送老年人到医院进一步处理；④查看有无肢体疼痛、畸形、关节异常、肢体位置异常等，如有提示有骨折，如无相关专业知识，不要随便搬动，以免加重病情，应立即拨打急救电话；⑤查询有无腰、背部疼痛，双腿活动或感觉异常及大小便失禁等，如有提示腰椎损伤，如无相关专业知识，不要随便搬动，以免加重病情，应立即拨打急救电话；⑥如老年人试图自行站起，可协助老年人缓慢起立，坐、卧休息并观察，确认无碍后方可离开；⑦发生跌倒均应在家庭成员或家庭保健员陪同下到医院诊治，查找跌倒危险因素，评估跌倒风险，制订措施及方案。

7. 护理措施　根据老年人存在的不安全因素，采取相应的护理措施。①对患有脑血管病的老年人，平时应指导其加强肢体功能锻炼，加强肌肉力量，必要时可拄拐杖，或由人搀扶，活动不便者可使用安全的辅助工具，如轮椅、助行器等。②对于有眩晕及直立性低血压的老年人除药物治疗外，告诉老年人在进行起床、转身、下蹲等动作时宜缓慢，老年人在走动前站稳再起步。小步态的老年人起步时腿抬高一些，步子要大些。③对失眠的老年人，应查找失眠原因，针对病因采取相应措施，尽量不用或少用安眠药。④对反应迟钝、低血压、服用镇静催眠药的老年人，尽量夜间不去厕所，如夜尿较频，应在睡觉前准备好夜间所需物品和便器，必须下床或如厕时，一定要有人陪伴。

（二）老年人失眠的预防与护理

1. 老年人失眠定义　老年人失眠指老年人因各种原因导致睡眠时间和（或）睡眠质量不足，并影响白天社会功能的一种主观体验。表现形式有：入睡困难（入睡时间超过 30 分钟）、睡眠维持障碍（夜间觉醒次数 ≥ 2 次或早醒）、睡眠质量下降（睡眠浅、多梦）、总睡眠时间缩短（通常少于 6 小时）、日间残留效应（次日感到头昏、精神不振、嗜睡、乏力等）。

2. 老年人失眠的预防与护理措施

（1）查明导致失眠的具体原因，进行解决。

（2）营造舒适的居住环境：把老年人安置在光线充足的房间，经常通风，居室温度保持在 22 ～ 24℃，湿度在 50% ～ 60%，以利于休息。居室应整洁、宽敞、安静，可采用暖色调，使老年人感到舒适，利于睡眠。偏瘫老年人宜加床栏，防止老年人坠床。

（3）晚餐不宜过饱，进食清淡易消化的食物。睡前不饮浓茶、咖啡、可乐等易致兴奋的饮品或大量饮水。

（4）睡前 1 小时不要进行剧烈活动或者是大量的脑力活动，剧烈活动或脑力活动会使大脑处于兴奋状态，不利于快速入睡。

（5）适当缩短或直接取消白天的补觉行为。

（6）睡前帮助老年人做好身体清洁，使其身体舒适。可行温水沐浴或热水泡脚（下肢静脉曲张者不宜），促进睡眠。

（7）皮肤瘙痒者，可涂一些润肤油膏以减轻不适。

（三）便秘的预防与护理

1. 便秘的主要表现　便意少，便次少；排便艰难、费力；大便干结、排便不净感；便秘伴有腹痛或腹部不适。部分便秘者还伴有失眠、烦躁、多梦、抑郁、焦虑等精神心理障碍。

2. 便秘的预防与护理措施

（1）定时排便，形成条件反射。

（2）避免滥用泻药，导致泻药依赖，造成便秘。

（3）膳食应富含膳食纤维。

（4）适量运动，利于改善胃肠功能，舒适的排泄环境利于排便。

（5）无限制饮水疾病的老年人，建议晨起喝一大杯温开水，其他时间勤喝水。

（6）积极治疗消化系统、泌尿生殖系统等感染性疾病以预防便秘。

（7）认知疗法，解除焦虑、抑郁等心理因素或心理障碍，消除紧张情绪利于排便。

（8）必要时遵医嘱进行药物治疗，如使用润滑性泻剂开塞露等。

（9）做好老年人防便秘认知教育，避免因排便时用力过猛，引起血压骤升或急性心肌梗死、脑卒中等危险事件的发生。

（四）压力性尿失禁的预防与护理

1. 压力性尿失禁定义　当腹压增加时（如咳嗽、打喷嚏、上楼梯或跑步时）即有尿液自尿道流出。多发生于老年妇女，经产妇表现突出。

2. 压力性尿失禁的预防与护理措施

（1）避免饮用酒、茶和含有咖啡因等具有利尿作用的饮品。

（2）鼓励其坚持自控训练，排尿的时候尽量排空膀胱的尿液，然后微向前倾，再排一次；不要憋尿，有尿意时，马上去排尿，最好在饭前及睡前，将尿液排尽。

（3）加强身体锻炼，增强体质，以避免尿失禁的发生。

（4）保持愉快的心情，避免精神紧张。建议尿失禁者使用衬垫、尿布、阴茎护套、超强吸收被单等，以减轻精神紧张。

（5）膀胱功能训练：习惯排尿训练是规律安排老年人如厕时间的方法，在短时间内固定去排尿，再慢慢延长，提醒老年人定时排尿；代偿性排尿训练如按压法、屏气法、肛门牵张训练、盆底肌训练等；盆底肌训练方法是平卧，屈膝，提肛门、会阴部盆底肌肉，每天2～3次，每次1～5分钟，应循序渐进。

（五）排尿困难的预防与护理

1. 排尿困难的表现　前列腺增生是中老年男性排尿困难最常见疾病之一。前列腺增生不同分期，症状各异。

（1）储尿期：尿频、夜尿增多。尿频为早期症状，先为夜尿次数增加，但每次尿量不多。

（2）尿急、尿失禁：下尿路梗阻期50%～80%的患者有尿急或急迫性尿失禁。

（3）排尿期症状：随前列腺的腺体增大，机械性梗阻加重，排尿困难加重，下尿路梗阻的程度与腺体大小不成正比。因尿道阻力增加，患者排尿起始延缓，排尿时间延长，射程不远，尿线细而无力，有排尿不尽的感觉。

（4）排尿后症状：尿不尽、残余尿增多，残余尿是膀胱逼尿肌失代偿的结果。当残余尿量很大，膀胱过度膨胀且压力很高，高于尿道阻力时，尿便自行从尿道溢出，称充溢性尿失禁。

（5）其他症状：随病情发展，还可出现血尿、泌尿系感染、膀胱结石、肾功能损害等严重疾病。

2. 排尿困难的预防与护理措施

（1）预防感冒，避免受凉。

（2）戒酒，不吃刺激性食物如辣椒、芥末等。

（3）不憋尿、不久坐（尤其是软沙发）、不长时间骑车，减少对前列腺的压力。

（4）定期体检，遵医嘱用药。

（5）排尿技巧：可采取坐式排尿，借助腹压利于排尿；排尿时，可用另一只手的手指，轻轻触摸肛门上约1cm处，利于排尿。

自 测 题

一、名词解释

1. 新生儿期

2. 健康老龄化

二、单选题

1. 社区妇女保健工作的基本内容是

　A. 妇女保健的咨询　　B. 妇女病普查普治

　C. 劳动保护　　　　　D. 计划生育指导

　E. 以上都是

2. 下列哪项是围绝经期的症状

　A. 潮红、潮热、出汗

　B. 月经周期不规律

　C. 阴道分泌物减少

　D. 易烦躁、激动、失眠

　E. 以上都是

3. 预防老年人跌倒的措施中错误的是

　A. 夜间室内应有照明

　B. 尽量使用蹲便器

　C. 居室布局尽量合理

　D. 地面应平整防滑

　E. 变换体位时动作不宜过快

4. 下列关于老年人患病特点的叙述，错误的是

　A. 患病率高

　B. 能全面正确提供病史

　C. 疾病不易被发觉

　D. 疾病的并存性

　E. 急性发作能根治

5. 我国划分老年人的界限是

　A. 60 岁以上　　　　　B. 61 岁以上

　C. 59 岁以上　　　　　D. 62 岁以上

　E. 63 岁以上

三、问答题

1. 简述社区青少年常见的健康问题。

2. 简述新生儿期护理保健措施。

（王　丽　刘　岚）

| 第 7 章 |
社区常见慢性病患者的护理与管理

慢性病是严重威胁我国居民健康的一类疾病，已成为影响国家经济社会发展的重大公共卫生问题。随着我国人口老龄化进程不断加快，慢性病的发病、患病和死亡人数不断增多，且慢性病多为终身性疾病，预后差，常伴严重并发症或残疾，对个人、家庭及社会造成了较重的经济负担。

> **链接**
>
> **慢性病防控形势**
>
> 根据《中国居民营养与慢性病状况报告（2020年）》，2019年我国居民因心脑血管疾病、癌症、慢性呼吸系统疾病和糖尿病等四类重大慢性病导致的过早死亡率为16.5%，与2015年的18.5%相比下降了2个百分点，降幅达10.8%，提前实现2020年国家规划目标。2019年我国因慢性病导致的死亡占总死亡88.5%，其中心脑血管病、癌症、慢性呼吸系统疾病死亡比例为80.7%，防控工作仍面临巨大的挑战，其中高血压、糖尿病、高胆固醇血症、慢性阻塞性肺疾病患病率和癌症发病率与2015年相比有所上升。面对当前仍然严峻的慢性病防控形势，国家高度重视，将实施慢性病综合防控战略纳入《"健康中国2030"规划纲要》，将合理膳食和重大慢性病防治纳入健康中国行动。

第 1 节　慢性病概述

一、慢性病的概念

非传染性慢性疾病（NCD），简称慢性病，是一类起病隐匿、病程长、病情迁延不愈、非传染性、病因复杂或病因未完全确认的疾病总称。慢性病是一组发病率、致残率和死亡率高，严重消耗社会资源，危害人类健康的疾病，是可以预防和控制的。

我国常见慢性病主要包括心脑血管疾病、糖尿病、恶性肿瘤、慢性呼吸系统疾病等。

二、慢性病的特征

慢性病病因复杂，潜伏期与患病时间长，发病初期症状和体征不明显，具有不可逆转的病理变化，不易治愈，需要长期治疗和护理。

1. 一果（因）多因（果）　一果多因是多种因素共同作用引起一种慢性病；一因多果是一个病因可导致多种疾病，如不健康饮食、缺乏身体活动、吸烟、酗酒、空气污染等可引起心血管疾病、恶性肿瘤、糖尿病和慢性呼吸系统疾病等。

2. 潜伏期长　慢性病多在不知不觉中发生，易被忽视，过程缓慢，往往无典型的临床症状。因此，直至急性发作或症状严重时才被发现。

3. 病程长　患者一旦确诊为慢性病，病情将逐渐发展，伴随一生。

4. 可预防，不可治愈　目前临床上针对慢性病尚无特效的治疗方法将其治愈，亦无有效的特异性预防手段，所有临床治疗方法仅是控制疾病发展或缓解症状，如高血压、糖尿病、冠心病等。

5. 家庭负担重　慢性病病程长，不可治愈，需要终身治疗与护理，给个人、家庭及社会造成了沉重经济负担，也使患者生活质量下降。

考点　慢性病的特征

三、慢性病的危险因素

慢性病的种类很多，发生的原因也相当复杂。影响慢性病发生、发展的危险因素主要包括不良生活习惯，自然和社会环境，个人遗传、生物及家庭因素和精神心理因素等。

（一）不良生活习惯

1. 饮食因素　不良饮食习惯如高胆固醇、高动物脂肪、高盐、刺激性饮食，长期食用烟熏和腌制的鱼肉、咸菜，每日进食时间不规律、暴饮暴食等。

2. 运动因素　包括运动量不足，运动形式单一，运动不科学等。

3. 吸烟　是恶性肿瘤、慢性阻塞性肺疾病、冠心病、脑卒中等慢性病的重要危险因素。成人吸烟还会给他人特别是儿童造成危害。

（二）自然和社会环境

1. 自然环境　空气污染、噪声污染、水源土壤污染等，都与癌症或肺部疾病关系密切。

2. 社会环境　健全的社会组织、社会普及教育程度、医疗保健服务体系等都会提升人们的健康水平。

（三）个人遗传、生物及家庭因素

高血压、糖尿病、乳腺癌、消化性溃疡、精神分裂症、冠状动脉粥样硬化性心脏病等都有遗传倾向，许多慢性病可能与遗传因素或家庭共同的生活习惯有关。慢性病可以发生于任何年龄，但是年龄越大发生慢性病的概率越大。

（四）精神心理因素

生活及工作压力易引起紧张、恐惧、失眠，甚至精神失常。长期处于精神压力下，可使血压升高、心率加快、血中胆固醇增加，还会降低机体的免疫功能，发生慢性病的概率增高。

四、慢性病的三级预防

慢性病的预防可根据疾病发展的不同阶段，采取不同的相应措施，来阻止疾病的发生、发展或恶化，即以疾病的三级预防措施进行控制。慢性病防治策略是全人群策略和高危人群策略并重，措施应以社区为基础，针对不同目标人群采取有针对性的防治措施。

1. 一级预防　也称病因预防，是针对全体社区人群开展危险因素的预防，以健康教育和健康促进为主要手段，通过降低疾病危险因素，预防疾病发生，以降低慢性病的发病率，提高社区居民的健康水平和生活质量为目的。WHO 提出的人类健康四大基石"合理膳食、适量运动、戒烟限酒、心理平衡"是一级预防的基本原则。

2. 二级预防　是针对社区高危人群，以减轻或逆转危险因素，促进疾病的早发现、早诊断、早治疗为目的。

3. 三级预防　是针对社区患者开展规范化治疗和疾病管理，以控制病情发展，缓解症状，预防或延缓并发症的发生，防止伤残，提高生活质量为目的。

第 2 节　高血压社区护理与健康管理

高血压是我国患病人数最多的慢性病之一，也是心脑血管疾病最主要的危险因素，可导致脑卒中、心力衰竭及慢性肾脏病等主要并发症，严重影响患者的生存质量，给家庭和国家造成沉重负担。高血压在疾病早期多无症状，常不被重视，故不易早期发现。

一、高血压概述

（一）病因

高血压按病因可分为原发性和继发性两大类。病因不明的高血压，称之为原发性高血压；另有患者血压升高是由于某些疾病而导致的临床表现，称为继发性高血压。

（二）危险因素

高血压的主要影响因素包括遗传、年龄、超重或肥胖、高盐摄入、吸烟、过量饮酒、运动量不足、长期精神紧张、空气污染等。个体具有的危险因素越多，程度越严重，血压水平越高，高血压患病风险越大。

（三）治疗原则

高血压治疗的根本目标是控制高血压，降低高血压的心、脑、肾与血管并发症发生和死亡的总危险。应根据高血压患者的血压水平和总体风险水平，决定给予改善生活方式和降压药物的时机与强度；同时干预检出的其他危险因素、靶器官损害和并存的临床疾病。治疗原则包括药物治疗和非药物治疗两类。

1. 药物治疗　目前常用抗高血压的药物可分为六大类：利尿剂、β 受体阻滞剂、钙通道阻滞剂（CCB）、血管紧张素转换酶抑制剂（ACEI）、血管紧张素 Ⅱ 受体阻滞剂（ARB）和 α 受体阻滞剂。

降压药的选择主要取决于药物对患者的降压效果和不良反应，根据患者具体情况和耐受性及个人意愿或长期承受能力，选择适合患者的降压药物。高血压患者一般需终身治疗，要强调长期药物治疗的重要性，用降压药物使血压降至正常水平后，应继续服用维持量，以保持血压相对稳定，对无症状者更应强调。家庭治疗中患者及其家属应掌握观察药物治疗效果及不良反应，注意血压降低不宜过快、过低，预防直立性低血压。

2. 非药物治疗　适用于所有高血压患者，包括增加运动、减轻体重、合理膳食、控制热量摄入、降低血脂、限制钠盐、补充钙和钾盐、保持心理平衡、戒烟、限制饮酒等，是轻度高血压的主要疗法及控制中、重度高血压的基础。

二、社区预防与管理

（一）一级预防

一级预防主要针对社区健康人群的保健管理，包括建立健康档案；通过广泛宣传，使人们认识高血压发病的危险因素，设计有针对性的干预计划；倡导以健康生活方式为主要内容的健康教育和健康促进活动，增强自我保护意识，如合理的饮食，适当的运动，戒烟戒酒等。

（二）二级预防

二级预防主要针对高危人群的管理，应着眼于临床前期早发现、早诊断和早治疗。

1. 筛查和监测危险因素（如血脂、体重指数等），高血压患者筛查流程（图 7-1）。

2. 进行行为干预（指导戒烟、减轻体重等）。

3. 定期体检（每年至少 1 次），以早期发现、早期诊断高血压。

4. 建立健康档案、定期随访、用药指导，进行规范化治疗和管理，预防并发症。

5. 培训社区血压监测员，为居民测量血压，并对高血压人群的血压动态变化、影响因素变化、认知情况变化、行为变化等进行监测。

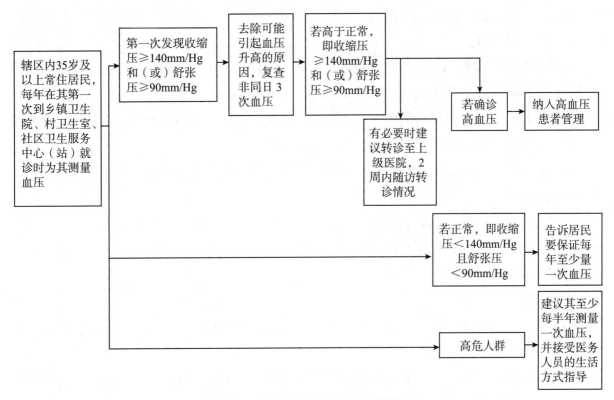

图 7-1　高血压患者筛查流程图

（三）三级预防

三级预防主要是针对患者的管理。社区护士对患者及其家属进行健康教育，改变其不良生活习惯，遵医嘱长期、规律服药；每周 1～2 次监测血压并记录，密切观察药物的不良反应和疗效；同时针对患者的具体情况给予干预，以最大限度地减低心血管病死亡率和致残率。

三、保健与护理

1. 血压监测　指导患者长期进行家庭血压监测，推荐使用经过验证的上臂式电子血压计，每年至少校准 1 次。建议早晨起床后 1h 内或晚上就寝前测量血压，早晨测量应在服降压药物及早餐前、排尿后。测量前被测量者安静休息至少 5min。初诊高血压患者或高血压患者调整降压药物期间，建议连续自测家庭血压 7 天。血压控制平稳者，建议每周家庭自测血压 1~2 天。鼓励高血压患者记录"血压日记"，进行血压的自我管理。建议记录每次测量血压的日期、时间、收缩压、舒张压和心率。

2. 饮食护理　原则是进食低胆固醇、低饱和脂肪、少糖和低盐饮食（小于 6g/d），控制能量摄入，以控制体重。

3. 运动指导　根据年龄和血压水平选择适宜的运动方式，合理安排运动量。具体项目可以选择步行、慢跑、游泳、太极拳、气功等。运动强度因人而异，常用的运动强度指标为运动时最大心率达到（220-年龄）次/分钟的 60%~70%。注意劳逸结合，运动强度、时间和频率以不出现不适反应为度，避免竞技性和力量型运动。典型的体力活动计划包括三个阶段：5~10min 的热身运动；20~30min 的有氧运动；放松阶段，逐渐减少用力，约 5min。运动疗法有如下作用：改善神经系统的功能；提高心肺功能；增强运动系统功能；缓解心理压力。制订对体胖或体重超重的患者逐渐减轻体重的运动计划，计划应适合患者个体、规律、适度、循序渐进。

4. 心理护理　主要内容是使患者能提高对高血压疾病的认识和对其治疗的重视程度，建立与高血压疾病作长期斗争的信心，树立积极向上的生活态度，消除各种不良因素（包括家庭及社会环境等因素）对情绪的影响，能够心情愉快、积极地参与治疗与护理，从而有效控制血压，预防合并症，最终达到提高生活质量的目的。

5. 生活护理　对有饮酒习惯的劝其戒酒；规律生活；保证充足睡眠；冬季室内温、湿度适宜；预防感冒。

6. 健康教育　向患者和家属讲解高血压相关知识，治疗方法包括药物和非药物治疗两大类，降压药物需长期甚至终身使用，应尽量去除各种危险因素，调节饮食，坚持运动。教会患者识别并发症，一旦发生立即就诊。

7. 家庭访视

（1）根据患者年龄、病情，设定规律的家庭访视，保证目标的实施。血压可控制的，建议 8~12 周家庭访视一次。

（2）注重病情监测。在注意血压控制情况的同时，还应对心脏、神经系统、眼底等靶器官功能进行评估，及时发现病情变化，如出现恶性高血压、高血压危象、高血压脑病等要及时处理。

（3）鼓励患者坚持定期进行必要的实验室检查，如血、尿的检查以及早发现靶器官损害。

（4）注意观察药物的不良反应，告知出现不良反应时的处理方法。

（5）追踪观察患者健康生活方式的建立状况。

（6）利用家庭的资源，改善家庭的结构，发挥家庭的最大功能，促进康复。

慢性病家庭访视内容详见表 7-1。

表 7-1　慢性病家庭访视表

随访日期					
随访方式		1门诊　2家庭　3电话　□	1门诊　2家庭　3电话　□	1门诊　2家庭　3电话　□	1门诊　2家庭　3电话　□
症状	1无症状 2多饮 3多食 4多尿 5视力模糊 6感染 7手脚麻木 8下肢水肿 9体重明显下降 10头痛头晕 11恶心呕吐 12眼花耳鸣 13呼吸困难 14心悸、胸闷 15鼻衄，出血不止	□/□/□/□ 其他	□/□/□/□ 其他	□/□/□/□ 其他	□/□/□/□ 其他
体征	血压（mmHg）	/	/	/	/
	体重（kg）	/	/	/	/
	体质指数				
	心率				
	足背动脉搏动	1未触及　2触及　□	1未触及　2触及　□	1未触及　2触及　□	1未触及　2触及　□
	其他				
生活方式指导	日吸烟量	支 /	支 /	支 /	支 /
	日饮酒量	两 /	两 /	两 /	两 /
	运动	次/周 分钟/次	次/周 分钟/次	次/周 分钟/次	次/周 分钟/次
		次/周 分钟/次	次/周 分钟/次	次/周 分钟/次	次/周 分钟/次
	主食（g/d）				
	摄盐情况（咸淡）	轻/中/重 轻/中/重	轻/中/重 轻/中/重	轻/中/重 轻/中/重	轻/中/重 轻/中/重
	心理调整	1良好 2一般 3差 □	1良好 2一般 3差 □	1良好 2一般 3差 □	1良好 2一般 3差 □
	遵医行为	1良好 2一般 3差 □	1良好 2一般 3差 □	1良好 2一般 3差 □	1良好 2一般 3差 □
辅助检查	空腹血糖值	_____mmol/L	_____mmol/L	_____mmol/L	_____mmol/L
	其他检查	糖化血红蛋白____% 检查日期：___月___日	糖化血红蛋白____% 检查日期：___月___日	糖化血红蛋白____% 检查日期：___月___日	糖化血红蛋白____% 检查日期：___月___日

续表

项目				
服药依从性	1 规律　2 间断　3 不服药 □	1 规律　2 间断　3 不服药 □	1 规律　2 间断　3 不服药 □	1 规律　2 间断　3 不服药 □
药物不良反应	1 无　2 有 □	1 无　2 有 □	1 无　2 有 □	1 无　2 有 □
低血糖反应	1 无　2 偶尔　3 频繁 □	1 无　2 偶尔　3 频繁 □	1 无　2 偶尔　3 频繁 □	1 无　2 偶尔　3 频繁 □
此次随访分类	高血压□　糖尿病□ 1 控制满意　2 控制不满意 3 不良反应　4 并发症	高血压□　糖尿病□ 1 控制满意　2 控制不满意 3 不良反应　4 并发症	高血压□　糖尿病□ 1 控制满意　2 控制不满意 3 不良反应　4 并发症	高血压□　糖尿病□ 1 控制满意　2 控制不满意 3 不良反应　4 并发症
用药情况	药物名称 1			
	用法用量	每日　次　每次　mg	每日　次　每次　mg	每日　次　每次　mg	每日　次　每次　mg
	药物名称 2			
	用法用量	每日　次　每次　mg	每日　次　每次　mg	每日　次　每次　mg	每日　次　每次　mg
	药物名称 3			
	用法用量	每日　次　每次　mg	每日　次　每次　mg	每日　次　每次　mg	每日　次　每次　mg
	胰岛素	种类： 用法和用量：	种类： 用法和用量：	种类： 用法和用量：	种类： 用法和用量：
转诊	原因				
	机构及科别				
下次随访日期				
随访医生签名				

第 3 节　冠心病社区护理与健康管理

冠状动脉粥样硬化性心脏病，是指冠状动脉发生粥样硬化，使管腔狭窄、甚至阻塞，导致心肌缺血、缺氧而引起的心脏病，简称冠心病，亦称缺血性心脏病。冠心病是动脉粥样硬化导致器官病变的最常见类型，也是严重危害人类健康的常见病。冠心病防制的基本观点是降低危险因素，在社区的管理中应注意整体危险因素的控制。

一、冠心病概述

（一）病因

冠心病是一种常见的心身疾病，由心理、社会、个性及生物（包括上述危险因素）等多种易患因素引起，使冠状动脉粥样硬化引起冠状动脉狭窄，心肌缺血、缺氧，而导致心绞痛、心律失常、心肌梗死、心力衰竭或心搏骤停。

（二）危险因素

冠心病的致病危险因素有四高：高血压、高血脂、高血糖和高体重。男性与女性相比，女性发病率较低，但女性在更年期后发病率明显增加。此外，还有高龄、不良生活习惯（吸烟、缺乏运动等）、精神和心理压力大（多为 A 型性格）以及家族性遗传因素等。近年来，心肌梗死发病有年轻化的趋势，尤其是在熬夜，精神压力大，肥胖、缺乏体力活动的年轻人中发病率有上升趋势。

（三）治疗原则

冠心病应针对病因治疗，如控制高血压、治疗冠心病等，减轻心脏负荷，合理应用血管扩张剂和利尿剂。常用药物有各种类型的硝酸酯制剂、β 受体阻滞剂、钙拮抗剂和抗血小板凝集的药物等。

二、社区预防与管理

（一）一级预防

一级预防主要针对健康人群的管理。预防冠心病要从儿童、青少年入手，如培养良好的生活习惯，劳逸结合，坚持运动，合理膳食，防止肥胖及高血脂，不吸烟和酗酒，避免长期精神紧张和情绪过分激动。

（二）二级预防

通过对高危人群的定期体检筛查，早期发现、早期干预。高危人群主要有高脂血症者、多年吸烟史者、高血压者、肥胖者、糖尿病者、有冠心病家族史者等。高危人群应每年检查一次，以便及时发现冠心病患者。筛查内容包括血压、血脂、血糖、心肌酶、心电图等。采取药物或非药物的方法改善冠状动脉供血，减轻心肌耗氧，减轻动脉粥样硬化。

（三）三级预防

三级预防主要针对已确诊患者的管理，对患者进行登记，建立健康档案。通过健康教育与指导，对患者实行有计划的合理治疗方案，让患者积极参与自我保健活动和重建生活，监测和治疗合并症如高血压、糖尿病等，防止冠心病病情复发和恶化，最大限度地改善患者的生活质量。

三、保健与护理

1. 饮食护理　减少膳食中饱和脂肪酸和胆固醇含量，增加不饱和脂肪酸的含量；限制脂肪在膳食中比例，使其占总热量的 30% 以内，限制胆固醇的摄入量在 300mg/d 以内；限制食盐摄入量，控制在 5 ～ 8g 以下为宜；控制每日热量的摄入，使体重控制在正常水平。合并糖尿病的患者饮食遵糖尿病标准饮食。

2. 运动指导　根据病情，制订循序渐进、不同季节的有氧运动计划。鼓励患者参加各种体育锻炼，运动方式应以有氧运动为主，注意运动的强度和时间因病情和个体差异而不同，必要时在监测下进行，如步行、慢跑、游泳等。注意监测心率，不要超过医生规定的靶心率。运动中出现异常如疲劳、头晕、心慌、胸闷等症状应就地休息，含服硝酸甘油。短时间休息与用药后不见好转，应尽快呼叫 120。

3. 戒烟限酒　吸烟是心血管疾病的危险因素。护理人员要通过健康教育、行为干预等措施，降低人群的吸烟率。

4. 自我护理

（1）病情发作时，立即舌下含服硝酸甘油，吸氧，停止所有活动，卧床休息。如连续含服硝酸甘油 3 次仍不缓解，或心绞痛发作比以往频繁、程度加重、疼痛时间延长，应尽快呼叫 120，警惕心肌梗死的发生。不典型心绞痛发作时可能表现为牙痛、肩周炎、上腹痛等，为防止误诊，可先按心绞痛发作处理并及时就医。定期复查心电图、血压、血糖、血脂、肝功能等。

（2）建立良好的生活方式，如合理膳食、适当运动、控制体重、戒烟、保证充足的睡眠、保持大便通畅等。

（3）注意劳逸结合，学会放松技术，调节紧张情绪，保持情绪稳定。

（4）定时定量服药，不可随意中途停药、增减药物。学会观察心绞痛的症状和服药后的效果与药物的不良反应。

（5）积极治疗合并的疾病，如高血压、糖尿病等。

（6）外出应携带急救药品如硝酸甘油，佩戴急救卡，注明姓名、疾病名称、联系人电话、请求帮助内容，以备急救时为帮助者提供资料。

5. 家庭支持

（1）创造安静、舒适的居家环境，利于患者休养。

（2）家属学会识别病情变化和紧急救护措施，一旦心绞痛发作频繁、程度加重、持续时间延长、硝酸甘油疗效差，应警惕心肌梗死，即刻送患者去医院就诊。

（3）督促患者采取健康的生活方式，保持良好的服药依从性。

（4）给予患者经济和心理上的支持。

6. 心理护理　调整心态，减轻精神压力，逐渐改变急躁易怒性格，保持心理平衡。可采取放松技术或与他人交流的方式缓解压力。告知患者及家属过劳、情绪激动、饱餐、用力排便、寒冷刺激等都是心绞痛发作的诱因，应注意避免。

7. 出院后家庭访视　冠心病患者因病情严重或导致心肌梗死，需入院进行介入治疗或搭桥手术，患者出院后需进行一系列健康管理与家庭访视（视病情和患者具体情况制订访视频率）。

考点　冠心病的保健与护理

第 4 节　糖尿病社区护理与健康管理

糖尿病是由遗传和环境因素相互作用而引起的一组以慢性高血糖为特征的代谢异常综合征。慢性高血糖可导致眼、肾、神经、血管和心脏等组织、器官的慢性并发症，以致最终发生失明、下肢坏疽、尿毒症、脑卒中或心肌梗死，甚至危及生命，是继心脑血管疾病、恶性肿瘤之后第三位的"健康杀手"。

一、糖尿病概述

糖尿病分为 1 型糖尿病、2 型糖尿病、特殊类型糖尿病和妊娠期糖尿病四个类型，其中最常见的为 2 型糖尿病，占糖尿病患者的 85% ~ 90%。妊娠期糖尿病患者分娩后血糖可恢复正常，但其中部分患者以后可发展为 2 型糖尿病。因此，2 型糖尿病是社区最常见的类型，也是本节讨论的重点。

（一）病因

糖尿病的病因和发病机制尚未完全明了。一般认为糖尿病不是单一病因所致的疾病，而是复合病因作用于机体所致的综合征，与遗传、自身免疫和环境等因素有关。

（二）危险因素

糖尿病的危险因素可以分为可控制和不可控制两大类。

1. 可控制的危险因素　包括体重超重、吸烟、体力活动不足或缺乏、高血压和高血脂。体重超重是 2 型糖尿病的一个主要危险因素。吸烟会使血糖难以控制，体力活动不足或缺乏会导致超重、高血压和高血脂，而高血压、高血脂又与胰岛素抵抗有关。

2. 不可控制的危险因素　包括遗传、年龄、妊娠、分娩巨大儿等。2 型糖尿病患者多见于中老年人，年龄越大患糖尿病的机会越大，但近年来，糖尿病发病有年轻化的趋势，尤其是在肥胖、缺乏体力活动的年轻人中发病率上升明显。

（三）治疗原则

糖尿病治疗的新观念原则是以健康教育为主导，开展综合的、个体化的治疗措施。在治疗中饮食作为糖尿病治疗的基础，运动则是治疗的重要手段，科学用药是治疗的关键，心理疏导将起到统帅作用，自我监测是使病情能够得到良好控制的基本前提，这"五大要素"缺一不可。

二、社区预防与管理

糖尿病的有效控制应包括旨在减少糖尿病发病率的一级预防，以早发现、早诊断和早治疗为主要内容的二级预防，以及减少糖尿病并发症的三级预防。

（一）一级预防

针对健康人群以一级预防为主，目的是减少糖尿病的发病率。主要通过健康教育，提高健康人群对糖尿病及其危害性的认识，加强自我保健并提倡健康的生活方式。如合理膳食，适当的体育活动，控制体重，保持良好的情绪，避免精神紧张，注意个人卫生，预防各种感染，定期体检等。

（二）二级预防

针对高危人群以二级预防为主，目的是一旦发现血糖异常，及早进行干预。社区内具有家族遗传史、不良生活习惯、肥胖、病毒感染、多次妊娠、有精神压力等危险因素的人群，被视为高危人群。通过体检以血糖作为筛检指标，早期发现轻型糖尿病患者，及时给予干预。

（三）三级预防

针对已确诊的糖尿病患者，其管理的重点应放在三级预防上。重视社会、家庭支持在糖尿病社区管理的重要作用，发掘、利用社区人力资源服务于患者，教育患者认识疾病的危害及合并症，鼓励患者参与健康管理，学会自我监测、自我护理技能与技术，减轻症状、预防并发症；加强患者的责任感，使其主动、积极配合参与管理，控制病情发展，治疗并发症，提高生活质量。糖尿病综合治疗的"五驾马车"是教育、药物、运动、饮食、监测。

基层医疗卫生机构可承担 2 型糖尿病的筛查、诊断、治疗和长期随访，建立糖尿病管理档案。具体的管理流程（图 7-2）。

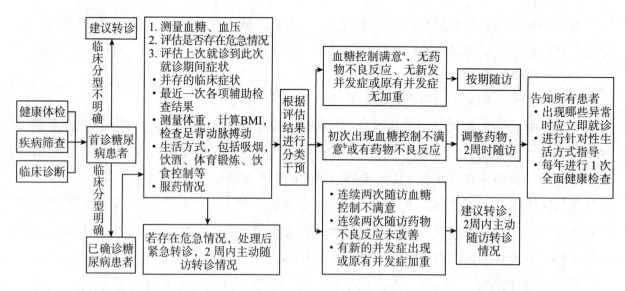

注：a. 空腹血糖＜7.0mmol/L，非空腹血糖＜10.0mmol/L，糖化血红蛋白＜7.0%；b. 空腹血糖≥7.0mmol/L，非空腹血糖≥10.0mmol/L，糖化血红蛋白≥7.0%

图 7-2　基层糖尿病患者健康管理流程图

三、保健与护理

1. 饮食护理　饮食与糖尿病的关系非常密切，科学合理的营养与膳食指导是糖尿病预防及健康管理的基本手段。

（1）控制总能量是糖尿病膳食治疗的首要原则，总能量摄入以能够维持理想体重 [理想体重（kg）= 身高（cm）-105] 为宜。每日摄入总热量：休息时 25 ～ 30kcal/kg，轻体力劳动时 30 ～ 35kcal/kg，中体力劳动时 35 ～ 40kcal/kg，重体力劳动时＞ 40kcal/kg；脂肪占总热量＜ 30%，糖类占总热量的 50% ～ 65%，蛋白质占总热量的 15% ～ 20%。实践中需要根据患者具体情况予以适当调整，超重、肥胖者可以适度减少摄入总热量。

（2）合理膳食模式：合理膳食模式是以谷类食物为主，高膳食纤维、低盐、低糖、低脂肪摄入的多样化膳食。建议主食定量，粗细搭配，减少精制糖类、酒精和含糖饮料的摄入。定时定量进餐，控制进餐速度，养成先吃蔬菜、最后吃主食进餐顺序的习惯。

各种营养素须合理分配，避免过食或偏食。谷薯类粗细搭配，成人每日摄入 250 ～ 400g 为宜，其中全谷物和杂豆类 50 ～ 150g，薯类 50 ～ 100；餐餐有蔬菜，保证每天摄入 300 ～ 500g，深色蔬菜占 1/2 以上；肉蛋鱼禽类每日 120 ～ 200g，优先选择鲜活的鱼和禽，吃鸡蛋不弃蛋黄，少吃肥肉、烟熏和腌制肉等加工肉类制品。同时，还要控制烹调油摄入量每日 25 ～ 30g（约 3 小汤勺），食盐＜ 6g/d（约一啤酒瓶盖）。

2. 运动指导　适量运动可以改善心、肺功能，增加肌肉组织对葡萄糖的利用，降低血糖；消除体内多余的脂肪，尤其是腹部堆积的脂肪，使骨骼肌胰岛素受体的数目增加，提高对胰岛素的敏感性从而预防糖尿病的发生。运动最好的时间是在餐后 1 小时开始，饭前运动容易造成低血糖。2 型糖尿病成人患者每周至少进行 150min（如每周运动 5 天，每次 30min）中等强度（50% ～ 70% 最大心率，运动时心跳和呼吸加快但不急促）有氧运动，如快走、骑车、打太极拳等；应增加日常身体活动，减少坐姿时间。血糖控制极差且伴有急性并发症或严重慢性并发症时，不应采取运动治疗。

3. 血糖的自我监测　指导糖尿病患者进行病情的自我监测与定期复查，有助于及时了解血糖控制情况，为药物治疗和非药物治疗的调整提供依据；也有助于早期发现糖尿病急、慢性并发症，早期治疗，减少因并发症而导致的严重后果。

4. 并发症的预防及护理

（1）糖尿病足的预防及护理：糖尿病足是中、晚期糖尿病患者常见并发症，且有很强的致残性和致死性。糖尿病足预防和护理措施如下。

1）每天检查足部，以便及时发现足部的损伤。

2）每天洗脚前先试水温防烫伤，洗脚后擦干并保持趾间干燥，不赤足，积极治疗足癣。

3）穿合适的鞋袜并保持透气，穿鞋前检查鞋内有无异物；定期晾晒鞋子，每日清洗袜子。

4）冬季要注意足部保暖，夜间室温较低时睡眠可穿保暖袜，不使用热水袋给足部加热取暖，以防烫伤。

5）日常坐位应双足着地，不翘腿，坐位高度要舒适。

（2）低血糖的预防及处理：低血糖是糖尿病治疗过程中常见的并发症。患者表现出饥饿感、面色苍白、颤抖、神经质、焦虑、心悸、出汗等症状，严重者出现视力障碍、定向力丧失、惊厥、昏迷，甚至出现呼吸、循环衰竭而死亡。

1）预防：患者应了解有关低血糖的症状；安排适宜的进餐时间和内容；在家庭中进行血糖监测，以调整胰岛素的剂量；注意水分的补充，坚持控制饮食，运动后增加热量的摄入，外出时备糖块以备急用。

2）紧急处理：如患者意识清楚，应立刻饮半杯果汁或半杯水加 2 块（5 ~ 10g）水果糖，以后每 10min 再进食 1 次，直到症状改善后，酌量进食牛奶、饼干等食物；如患者昏迷或不合作，家属应呼救 120，并将上述糖水滴入患者口内，每 10min 滴 1 次，直待救护车到。

考点 糖尿病的保健与护理

第 5 节　脑卒中社区护理与健康管理

脑卒中是由于各种诱发因素引起脑内动脉狭窄、闭塞或破裂，导致急性脑血液循环障碍和神经功能缺失，且持续时间超过 24 小时的临床事件，依据病理性质可分为缺血性脑卒中和出血性脑卒中。

一、脑卒中概述

（一）病因

脑卒中的发病原因主要是血管、血液成分和血流动力学三方面。动脉壁硬化和管腔狭窄引起的脑供血不全，可导致脑缺血、脑梗死；硬化的动脉壁在长期血管内压力增高的情况下可形成动脉瘤，破裂引发出血；血液成分的理化变化促使血液黏滞性增加，而诱发血栓形成，导致脑缺血或脑梗死。

（二）危险因素

脑卒中的危险因素分为不可干预的因素和可干预的因素两类。不可干预的因素包括高血压、脑血管病家族史等遗传因素和男性性别等；可干预的危险因素有高血压、心脏病、短暂性脑缺血发作、糖尿病、高脂血症、体重超重、吸烟和长期饮酒，其他因素包括气候、不良饮食习惯、精神和心理压力及社会因素等。脑卒中发病往往是由几个危险因素发生在同一个体上所产生的致病作用，其结果不仅是单一危险因素的简单相加，而是呈倍数的增加。

（三）治疗原则

脑卒中是发病急，病情重，致残率极高的疾病。近年来，医学诊疗水平不断提高，脑卒中患者的病死率明显下降，存活人数增多，随之而来的是残疾人数明显上升。脑卒中患者的治疗，尤其是功能恢复需要一个较长的时间，发病初期，治疗和康复护理多在医院内进行，这种相对封闭的环境不利于达到为患者提供良好的生活自理、适当活动和与他人沟通、回归社会的目的，因此，脑卒中患者的康复护理及其管理中的大部分工作应在社区内进行。

1. 常用治疗药物

（1）缺血性脑卒中：常用药物有脑血管扩容剂、血管扩张剂、血小板抑制剂、钙通道阻滞剂及控制脑水肿等。

（2）出血性脑卒中：常用药物有治疗血管痉挛、控制脑水肿、预防泌尿系统和肺部感染的抗生素等。

2. 家庭救护

（1）保持心肺功能：尽快清除患者口、鼻的黏液、呕吐物以保持呼吸道通畅和给氧，昏迷患者头偏向一侧；及时心理护理以稳定情绪；观察生命体征；必要时建立静脉通道。

（2）护送方法：患者需保持安静，卧位者忌坐起或站立；轻柔搬动患者，住楼房的患者在搬运时应注意头部向上，以减少脑部充血；尽早送医院治疗。

二、社区预防与管理

（一）一级预防

一级预防主要针对健康人群的管理。采用专题讲座、宣传资料、板报等多种形式，在社区进行健康教育，加强早期干预，使居民了解脑卒中的危险因素，改变生活中的不良习惯，如避免精神紧张，控制体重，进食低胆固醇、低脂、高维生素饮食，戒烟酒等。

（二）二级预防

二级预防主要针对高危人群的管理。控制血压是避免脑血管意外发生的重要措施之一。加强脑卒中危险因素的监测，监测内容包括血压、血糖、血脂等。争取做到早期发现，及早采取有效的干预措施，避免脑卒中的发生。

（三）三级预防

三级预防主要是避免复发和防止病情发展，提高生活质量。通过教育使患者在患病初期能尽快稳定情绪，接受现实，并明确脑卒中的管理目标，主动配合治疗与护理。由于脑卒中的管理与高血压的管理有许多相同之处，请见第 2 节高血压的社区护理与健康管理。

三、保健与护理

（一）饮食护理

脑卒中患者要维持足够的营养和水分摄入。社区护士应评估患者呕吐反射与吞咽功能，对口腔咽喉部有部分瘫痪的患者，指导家属要耐心喂饭，让患者采取半卧位，将食物由患者健侧放入口中，避免呛咳和吸入。鼓励患者尽量自行进食，如果无法吞咽，应协助及鼓励鼻饲。

（二）生活护理

注意口腔卫生，保持呼吸道通畅，预防呼吸道感染；做好皮肤护理，保持皮肤清洁干燥，避免局部刺激，促进局部血液循环；及时更换体位，避免局部皮肤长期受压，防止压力性损伤；保持会阴部清洁，预防泌尿系统感染；保持大便通畅，防止便秘。

（三）心理护理

发生脑卒中后，患者出现不同程度上的心理活动障碍，表现为心情郁闷、情绪不稳定、敏感易怒、自我封闭等。护理人员应指导患者放松、转移、宣泄、控制不良情绪，维持心理平衡；鼓励其参加力所能及的家务劳动及社交活动。

（四）康复护理

通过康复训练可以促进患者神经系统的功能恢复和重建功能，提高生活质量。

1. 运动功能障碍的康复训练　包括以下几方面内容。①经常保持卧床患者各关节的功能位，注意偏瘫患肢的摆放，防止关节变形而失去正常功能；②系统进行患肢运动，逐渐增加活动量，由他人或患者健肢帮助患肢做被动运动，鼓励多使用患肢，多做股四头肌及腹股部肌肉运动，以加强肌力；③鼓励患者完成力所能及的活动，如床上的移动、翻身、坐起、

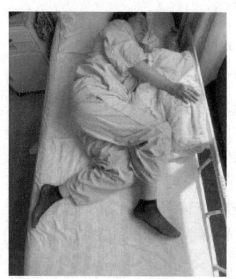

吃饭、梳头等，循序渐进，坚持锻炼，以逐渐恢复自理。下面重点介绍一些运动功能障碍的康复训练内容。

（1）良肢位的摆放：良肢位（又称抗痉挛体位）的摆放是一种临时性体位，偏瘫急性期大部分患侧肢体呈弛缓状态，此阶段不宜运动，因此时的运动会导致关节半脱位和关节周围软组织损伤，长时间异常体位造成关节挛缩。良肢位的摆放对抑制痉挛模式、预防肩关节半脱位、早期诱发分离运动等均能起到良好的作用，是预防众多并发症，提高康复疗效的重要措施。

各种良肢位的体位放置，宜经常变换，早期 2～3h 变换一次；鼓励患侧卧，减少仰卧，避免半卧；提倡早期由卧位向坐位过渡（图 7-3～图 7-5）。

图 7-3　患侧卧位图

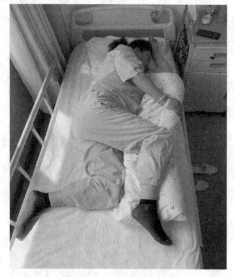

图 7-4　健侧卧位图

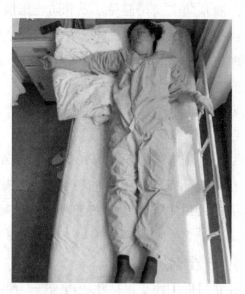

图 7-5　仰卧位

（2）体位变换：脑卒中患者早期常采用体位包括仰卧位、患侧卧位、健侧卧位，由于长期卧床易引起皮肤压力性损伤和肺部感染，应定时变换体位，一般每2h翻身1次。患者双手交叉在一起，上肢伸展，先练习前方上举，并练习伸向侧方。每日进行多次，必要时训练者给予帮助，注意及时将被动体位变换为主动体位，翻身时头部应先转向同侧（图7-6）。

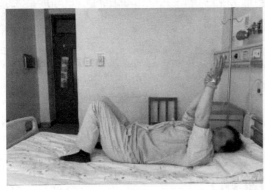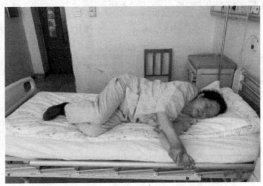

图 7-6　自行翻身

（3）关节被动活动：软瘫期过后，进入被动训练，帮助患者在床上进行各种功能训练，为离床、下地做准备。

1）膝、髋关节被动活动：协助患者屈膝，训练膝、髋关节稳定，帮助患者抬臀（图7-7、图7-8）。

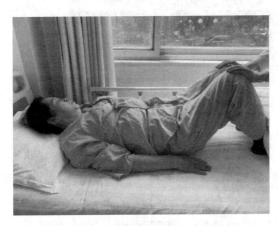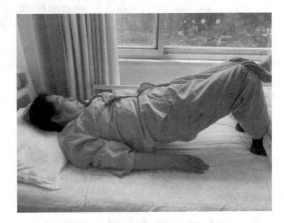

图 7-7　被动训练稳定膝关节　　　　　　图 7-8　帮助稳定膝关节抬臀

2）肩关节的被动活动：逐渐活动肩关节，并缓慢向各方向活动。

（4）坐位训练：是预防直立性低血压，以及站立、行走和一些日常生活活动所必须的。由于偏瘫患者长期卧床易出现直立性低血压，故首次坐位时不宜马上直立，应逐步达到直立坐位（图7-9）。坐位训练包括平衡训练（图7-10、图7-11）和耐力训练，平衡训练一定时间后，当患者在受到一定的突然推拉外力仍能保持平衡时，即可认定已完成坐位平衡训练，此后可进行坐位耐力训练和站位训练。

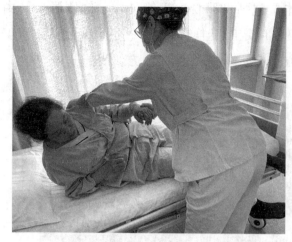 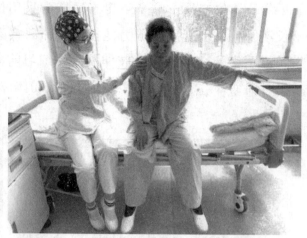

图 7-9　帮助患者由卧位到坐位　　　图 7-10　协助患者在床旁进行坐位平衡训练

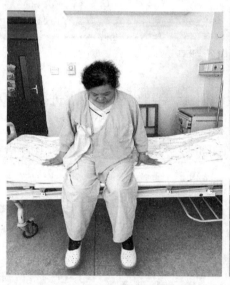 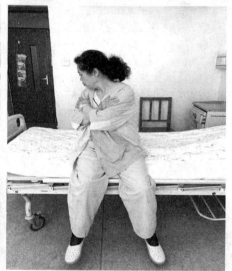

图 7-11　患者自行坐位平衡训练

2. 言语障碍的康复护理　训练前，先评估患者的认知，是否能听懂、理解；是否想表达；是否仅舌不灵活；是否说话含糊不清，以及是否兼有口角歪斜、流口水等。如仅有语言障碍，无认知问题，可开始进行训练。

脑卒中后语言障碍的康复训练可与肢体训练同步进行，越早越好。如出现唇、腮、舌、颌的活动障碍，训练方法同上。除此，语言训练主要是由康复护士指导，患者自己训练。

（1）三吐练习：处理好节奏、强弱，保持"三吐"连续在舌尖动作的弹性伸缩，喉腔、口腔放松打开。"突、突、突"，既锻炼唇（撅嘴），亦锻炼了舌（上下活动）。

（2）完成上述训练后，可依据患者不同情况，逐步开始系统训练。如前语言阶段、词的阶段、词组阶段、句子阶段、短文阶段等不同阶段的训练。

3. 维持排泄功能训练　是脑卒中后留置导尿患者膀胱反射功能恢复的方法，可提高尿管拔出后自行排尿的可能性，缩短留置尿管的时间。

（1）间歇性、定时放尿：每隔 2h 放尿 1 次，可以让患者多听流水声训练。

（2）排尿训练：有意识控制排尿或憋尿，半坐位或坐位，嘱患者用力做排尿动作，反复锻炼，如有尿液沿导尿管外壁流出，则提示膀胱功能已经恢复。

（3）评价训练效果，掌握拔管时机：经过上述训练，患者有主观排尿动作，带尿管排尿通畅，证明可以拔出导尿管，开始自行排尿。

考点　脑卒中的保健与护理

第 6 节　阿尔茨海默病的社区护理与健康管理

案例 7-1

　　患者，男，80 岁。小学文化，退休工人，近半年来有时忘记刚发生的事情，有时出门后找不到回家的路。儿女因工作无法全天照顾，经中介找保姆照护，同时寻求社区卫生服务中心的帮助。简易精神状态检查量表（MMSE）结果为 18 分。诊断为阿尔茨海默病。

问题：1. 请为患者进行记忆训练。

　　　　2. 请帮助患者进行手指活动训练。

　　随着人口老龄化，痴呆已成为老年人的常见病，其中阿尔茨海默病（Alzheimer's disease，AD）占 60%～80%，是老年人失能和死亡的主要原因。阿尔茨海默病又称老年性痴呆，是一种中枢神经系统原发性退行性疾病，起病隐匿，主要表现为渐进性记忆障碍、认知功能障碍、人格改变及语言障碍等神经精神症状，严重影响社交和生活功能。

一、阿尔茨海默病概述

（一）病因及危险因素

阿尔茨海默病病因不明，目前研究发现可能与以下因素有关。

1. 年龄　是阿尔茨海默病重要的危险因素，年龄越大，发病率和患病率越高。

2. 遗传　应用分子遗传学和连锁分析方法发现，该病与家族性遗传因素有关，呈常染色体显性遗传及多基因遗传。

3. 神经递质　主要是胆碱乙酰转移酶减少致乙酰胆碱合成不足引起，还与 5- 羟色胺、γ- 氨基丁酸、生长抑素、去甲肾上腺素、多巴胺等减少有关。

4. 性别　阿尔茨海默病患者中妇女占大多数，可能和女性寿命较长有关。

5. 环境因素　铝或硅等神经毒素在脑内的蓄积，或病毒感染。

6. 衰老过程加速　主要病理改变为大脑皮质广泛萎缩、神经细胞的变性及神经元大量减少等。

7. 心理与社会因素　包括低学历、丧偶、独居、经济状况差等。

（二）治疗原则

阿尔茨海默病患者认知功能衰退目前治疗困难，主要通过药物、非药物等综合治疗和护理来减轻病情和延缓发展。药物治疗主要有以下两类。

（1）认知症状的治疗：包括胆碱酯酶抑制剂、谷氨酸受体拮抗剂。

（2）精神行为的治疗：非典型抗精神病药、选择性 5- 羟色胺受体激动剂、选择性 5- 羟色胺再摄取抑制剂。

非药物治疗包括职业训练、音乐治疗等。

二、社区预防与管理

1. 一级预防　是针对健康人群的保健管理，目的是减少发病率。通过健康教育，提高社区人群对该病危险因素的认识，增强自我保健意识。

2. 二级预防　通过对危险因素筛查发现潜在的患者，加强训练，及时进行管理。建立健康档案，加强监测资料的收集，分析高危人群的危险因素，确定可干预因素，实施有针对性的干预策略。提高高危人群自我保健能力，延缓其进展。

3. 三级预防　对患者进行监护和照顾，开展康复护理，预防或减少患者行为问题和躯体并发症。

三、保健与护理

阿尔茨海默病根据认知损害的程度不同可以分为轻度痴呆期、中度痴呆期和重度痴呆期三个阶段。不同阶段的患者临床表现不同，如轻度痴呆期患者表现为记忆力明显减退；而重度痴呆期患者则是全面严重衰退状态，生活不能自理，需人照顾。因此，社区护士要根据不同阶段的患者，提供针对性的干预措施。

（一）生理功能护理

患者先后出现记忆功能、认知功能、言语功能和运动功能障碍等神经精神症状，丧失了基本的生活能力，衣食住行等方面都需要精心护理。

1. 记忆训练　鼓励患者回忆过去的生活经历，翻看旧照片等帮助其认识目前生活中人和事，反复锻炼以强化记忆。

（1）瞬时记忆（超短时记忆）训练：由家人念一串不按顺序的数字，从两位数起，每次增加一位数，如第一次为 56、23、74，第二次为 234、768、456，依次类推，念完后立即让患者复述，直至不能复述为止。

（2）短时记忆训练：给患者看几件物品，令其记住，然后请他（她）回忆刚才看过的是什么东西。例如，患者看桌上的物品手表、手机、纸和笔等后，遮盖物品，请患者回答"桌上物品有几种？""它们的名字？"如回答正确，可增加难度。例如，给患者由少到多口述"张女士中学教师；王先生公司会计；李女士医院大夫；赵先生机关干部⋯⋯"后，患者复述一遍，再让患者从中寻找规律，如"男士称呼为先生，女士称呼为女士""中学教师、公司会计、医院大夫、机关干部都是单位性质＋职业"等。

（3）长时记忆训练：让患者回忆最近到家里来过的亲戚朋友的姓名，前几天看过的电视的内容，以及家中发生的事情。家人要和患者一起回忆，患者想不起来时，可作适当提醒，但不要把具体内容告诉患者。

考点 记忆训练

2. 运动训练

（1）心功能评估：阿尔茨海默病患者多伴有心血管系统疾病或潜在的此类问题，运动训练前应进行心功能评估，以降低心脏事件的发生。

（2）制订运动计划：运动处方的制订需根据心功能评估情况、患者健康及以往运动经历，制订适合个体、安全的，包括头颈、肢体和躯体等不同部位的运动。告知家庭医生患者整体情况，请其给出运动处方即运动计划书。

3. 语言、书写训练

（1）分组：依据患者健康状况、病情及文化背景的不同分组，以示公平。

（2）训练方法：阅读并朗诵；讲述难忘的大事小情；从部首猜字义，如米＋子＝籽，从偏旁记读音，如人＋古＝估等。全部作品存档，已备后续对照使用。

（3）总结：对个案进行 1、3、6 个月纵向比较，以提高信心。总结以鼓励为主，可在活动室内墙上悬挂光荣榜，榜上标记不同成绩，如红旗、红花、五角星、红心等，表示不同含义。

4. 手指活动训练

（1）手动游戏：适宜分 2 组活动，各组人数不限。首先选出热心并有组织能力的患者担任组长，或轮流和毛遂自荐。组长提议，组员执行。活动结束进行总结，以表扬为主，增强自信心。

（2）手指操：五个手指各代表 1 个数字，拇指代表数字 1，各手指所代表的数字为前一个手指所代表数字的 2 倍，依此类推如下（图 7-12）。

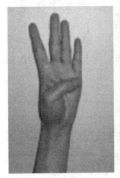 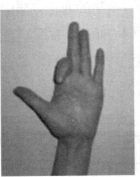 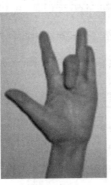 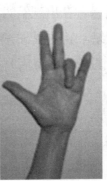 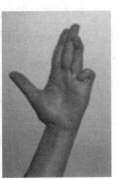

拇指代表数字 1　　示指代表数字 2　　中指代表数字 4　　环指代表数字8　　小指代表数字 16

图 7-12　手指代表数字

（3）手指精细动作训练：将选好的项目，依据患者病情、年龄、程度及健康状况分组进行训练，逐渐加速。可进行竞赛，记录比赛项目、规则、参赛人、参赛时间、竞赛结果及患者的反应等情况，以便纵向比较。竞赛以鼓励为主，关注个人进步，包括情绪的改善，最后给出评语。按动作精细程度，有以下训练形式。

1）高级：翻绳、挑棍、搭积木、拼图等游戏。

2）中级：捡拾小物品。可以利用患者家庭资源，如捡豆子或扣子等。

3）低级：捡拾大物品。可借助儿童玩具，如棉布或毛绒玩具、皮球、碗、勺子等。

考点 手指活动训练

（二）饮食护理

阿尔茨海默病患者一日三餐应定时定量，尽量保持患者平时的饮食习惯，避免摄取过多的盐分及动物性脂肪，做到荤素搭配，食物温度适中，无刺、无骨，易于消化。对吞咽有困难者，应嘱其缓慢进食不可催促，以防噎食及呛咳。

（三）安全护理

阿尔茨海默病患者在日常生活中可能会遇到一些安全隐患，应对患者及其家属进行相关内容的健康教育。①防止误吸误服：阿尔茨海默病患者咽部感知觉减退，易发生食物误吸，轻者可引起呛咳，重者发生吸入性肺炎，甚至窒息死亡。患者智力衰退，常会有误服清洁剂、香烟、别针等情形，须将不可食用的物品藏好。②防止烫伤和冻伤：患者感觉功能减退，洗澡时应先为其调好温度，热水袋不宜超过50℃，外加布袋，防止烫伤；冬季气温低，容易发生冻伤，要做好御寒防冻护理。③防止跌伤：患者由于认知功能障碍，容易发生跌伤。跌伤后轻则软组织挫伤，重则甚至危及患者生命。家中地面保持干燥无积水、无阶；走廊、卫生间等处应安装扶手；厕所改为坐式马桶；床两边安装护栏等。④防走失：为防患者单独外出走失或迷路，可在患者衣袋内放置信息卡片，有条件的可佩戴 GPS 定位仪。⑤防止自伤或其他意外事故：患者因抑郁、幻觉、妄想等容易自伤，应妥善保管好家中的电源、刀剪、药品等危险物品，避免独自使用燃气；住楼房者，阳台窗户应上锁。

（四）心理护理

阿尔茨海默病患者在出现智力衰退的同时，常伴有情绪的变化，如抑郁淡漠或不稳定，甚至出现暴怒等情绪。首先要注意尊重、理解患者，耐心倾听，尽量满足其合理要求，不要横加阻挡或指责，切忌损害患者自尊心的语言和行为；其次是多给予患者鼓励和表扬，增强其战胜疾病的信心。

（五）用药指导

阿尔茨海默病患者常忘记吃药、吃错药或忘了已经服药而过量服用。因此患者服药时必须有人陪伴在旁，帮助患者将药服下，以免遗忘或错服。吞咽困难的患者最好将药研碎后溶于水中服用。

（六）其他对症护理

对出现的并发症，如尿潴留、尿路感染、便秘、肺炎、糖尿病、压力性损伤、外伤、水电解质紊乱等，要积极预防，及时处理，严重者送医治疗。

考点 阿尔茨海默病的保健与护理

自 测 题

一、名词解释

1. 慢性病

2. 阿尔茨海默病

二、单选题

1. 为了预防高血压，社区护士帮助社区居民建立健康的生活方式，下列措施不正确的是

    A. 控制食盐摄入量

    B. 加强体育锻炼，控制体重

    C. 避免进食含钙高的食品

    D. 戒烟、戒酒

    E. 减少脂肪的摄入

2. 下列哪项不是慢性病的特征

    A. 一果（因）多因（果）

    B. 发病隐匿、潜伏期长

    C. 病程长、可治愈

    D. 对生活质量影响大

    E. 可以预防

3. 高血压患者每日食盐的摄入量不超过

    A. 8g　　　　　B. 7g

    C. 6g　　　　　D. 5g

    E. 4g

4. 患者，男，56 岁。因劳累突感心前区闷痛不适。既往有心绞痛病史。此时社区护士应指导患者采取的措施是

    A. 立即休息，舌下含服硝酸甘油

    B. 立即休息，口服镇痛药物

    C. 立即停止争吵，就地休息

    D. 立即舌下含服速效救心丸

    E. 立即口服硝酸异山梨醇

三、简答题

简述慢性病的三级预防。

（刘　凯　夏月）

|第8章|
社区常见传染病的护理与管理

传染病防治工作是社区卫生服务的重要任务之一，关系到广大居民的切身利益，也关系到国家建设目标的实现。做好传染病的预防工作，对增进居民健康和社会稳定具有重要意义。社区护士应掌握传染病的概念、消毒、隔离、疫情报告与传染病社区管理原则等知识，为控制、消灭某些重要传染病奠定基础，为促进民众的健康服务。

第1节 传染病概述

由病原体引起的一组有传染性的疾病称为传染病。传染病是人感染疾病过程的一种表现形式，在有传染源的条件下，通过一定的传播途径，在人群中发生传播，对人的健康构成威胁。加强对传染病的管理是社区护士职责之一，包括及时发现、报告传染病疫情，教育人们建立健康的生活方式，预防传染病及其传播。

（一）流行过程

传染病流行过程需要传染源、传播途径和易感人群作为基本条件。传染病在人群中发生、传播及终止的过程，称为流行过程。

1. 传染源　是病原体已在体内生长繁殖并能将其排出体外的人和动物。主要见于显性发病的患者、隐性感染者、病原体携带者和受感染的动物。

2. 传播途径　传染源通过分泌物或排泄物及其适应的外界环境将病原体传播给易感者的过程。常见的传播途径有空气、飞沫、血液、体液、接触、水源、食物、土壤和虫媒等。有的疾病的传播途径是单一的，有的疾病传播方式是多因素的综合。

3. 易感人群　对某一传染病缺乏特异性免疫力的人称为易感者。人群对某种传染病容易感染的程度，称为人群易感性。

（二）影响流行的因素

1. 自然因素　自然环境包括气候、地理、土壤、生态、动植物等，其中气候和地理因素对地方性传染病和自然疫源性疾病的流行具有明显影响。

2. 社会因素　社会制度、人口、经济、文化、教育、风俗习惯、宗教信仰、身体和劳动条件、社会地位、就医条件、职业和个人卫生水平、社会的安定与否等，以上社会因素亦影响着传染病的流行过程。

（三）传染病的疫情报告

对传染病患者必须做到早发现、早诊断、早报告、早隔离、早治疗。传染病报告制度是预防传染病传播的重要措施，必须严格遵守。根据《中华人民共和国传染病防治法》及《中华人民共和国传染病防治法实施办法》，所有医护人员都是法定报告人，对确诊或疑似的传染病必须及时向有关防疫部门或疾病控制中心报告。

1. 分类　根据《中华人民共和国传染病防治法》规定，传染病分为甲类、乙类和丙类三种。

（1）甲类传染病：鼠疫、霍乱。

（2）乙类传染病：严重急性呼吸综合征（传染性非典型肺炎）、艾滋病、病毒性肝炎、脊髓灰质炎、人感染高致病性禽流感、麻疹、流行性出血热、狂犬病、流行性乙型脑炎、登革热、炭疽、细菌性和阿米巴性痢疾、肺结核、伤寒和副伤寒、流行性脑脊髓膜炎、百日咳、白喉、新生儿破伤风、猩红热、布鲁氏菌病、淋病、梅毒、钩端螺旋体病、血吸虫病、疟疾、人感染 H7N9 禽流感、新型冠状病毒肺炎。其中乙类传染病中的严重急性呼吸综合征、炭疽中的肺炭疽、新型冠状病毒肺炎按甲类传染病管理。

（3）丙类传染病：流行性感冒、流行性腮腺炎、风疹、急性出血性结膜炎、麻风病、流行性和地方性斑疹伤寒、黑热病、包虫病、丝虫病、手足口病，除霍乱、细菌性和阿米巴性痢疾、伤寒和副伤寒以外的感染性腹泻病。

2. 报告时限　责任疫情报告人发现甲类传染病和乙类传染病中的严重急性呼吸综合征、炭疽中的肺炭疽、新型冠状病毒肺炎患者或疑似患者时，或发现其他传染病和不明原因疾病暴发时，应于 2h 内将传染病报告卡通过网络报告；未实行网络直报的责任报告单位应于 2h 内以最快的通讯方式（电话、传真）向当地县级疾病预防控制机构报告，并于 2h 内寄送出传染病报告卡。

对其他乙、丙类传染病患者、疑似患者和规定报告的传染病病原携带者在诊断后，实行网络直报的责任报告单位应于 24h 内进行网络报告；未实行网络直报的责任报告单位应于 24h 内寄送出传染病报告卡。

第 2 节　传染病的社区管理与防治原则

传染病是由于各方面病原体因素，引发的能够在人 - 人、人 - 动物、动物 - 动物之间传播的疾病。传染病具有较快的传播速度，同时具有多种传播途径，感染人数较多，可产生较大危害。

一、传染病的社区管理

（一）管理传染源

1. 患者　对传染病患者必须做到早发现、早诊断、早报告、早隔离、早治疗。一旦发现传染病患者或疑似者，应将其安置于一固定场所，使其不与健康人接触，即隔离。

2. 接触者　对传染病接触者，应分别按具体情况采取检疫措施、密切观察、预防接种。

3. 病原携带者　对在人群中检出的病原携带者，应进行治疗、教育、调整工作岗位和随访观察。

4. 动物　对有经济价值的患病动物或携带病原体的动物应隔离、治疗或宰杀后消毒处理，无经济价值的动物可采取杀灭、焚烧的办法。

（二）切断传播途径

根据传染病的不同传播途径采取不同措施。对于消化道传染病和虫媒传染病而言，消毒和消灭四害是切断传播途径的重要措施，应加强对饮食、水源、粪便的管理或无害化处理以及疫源地的消毒；在呼吸道传染病流行季节，应减少集会或在人群密集的地方戴口罩。

（三）保护易感人群

提高人群免疫力可以从两个方面进行。一方面通过加强体育锻炼、调节饮食、养成良好的卫生生活习惯、改善居住条件、保持良好的人际关系及愉快心情等提高非特异性免疫力；另一方面提高特异性免疫力，主要通过预防接种，提高人群的主动或被动特异性免疫力，这一工作应提前在传染病未发生流行时定期进行。

（四）传染病访视

社区卫生服务是基层预防保健网的网底，是公共卫生和传染病预防工作的基础，是实现人人享有卫生保健的重要保证。社区传染病访视即是社区预防服务中的重要内容，也是一项关系到传染病控制和切断传播的重要工作。

1.访视防护用品　根据疾病传播途径不同，准备所需用品和职业防护用品。

（1）访视乙、丙型肝炎或艾滋病患者，操作时着工作服、口罩，帽子和医用橡胶手套，快速免洗消毒剂，利器盒等（图8-1）。

（2）访视严重急性呼吸综合征、新型冠状病毒肺炎疑似或密切接触者着N95口罩、护目镜、帽子、隔离衣、防护服、医用橡胶手套、靴套、鞋套等（图8-2～图8-4）。

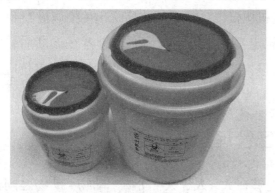

图 8-1　锐器盒

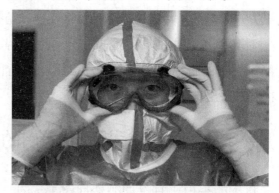

图 8-2　N95 口罩、护目镜和帽子

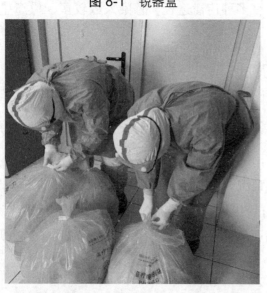

图 8-3　收集医疗垃圾图

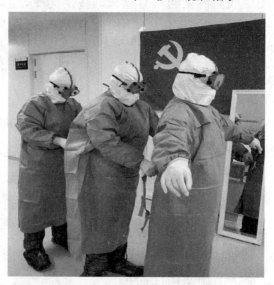

图 8-4　前往疫区工作的人员

2.消毒隔离

（1）指导居家隔离疑似病例尽量单间隔离，避免与家人接触。相对固定一名家庭成员负责护理工作，应戴医用防护口罩。

（2）疑似病例应严格遵守个人卫生要求，咳嗽和打喷嚏时应使用纸巾保护遮掩口鼻，必须时佩戴外科口罩。

（3）疑似病例使用过的物品应单独分类处理，单独清洗、使用餐具、衣物等生活用品。

（4）家庭成员要注意保护自己，要佩戴口罩，直接接触或处理疑似病例使用过的物品及生活垃圾后，应当使用清洁剂洗手或使用消毒剂消毒双手。

（5）用 250～500mg/L 含氯消毒液（1∶200～1∶100 的"84 消毒液"）对室内进行湿式拖扫或擦拭，家里公用的卫生间要做到每天清洗消毒；保持室内空气流通，以开门窗通风为主。

二、传染病的防治

（一）传染病防治原则

传染病应治疗与预防相结合，一经确诊应早期彻底治疗，有利于防止转为慢性病，有助于消灭病原体控制传染病的流行，治疗本身也是控制传染源的重要预防措施之一。在治疗患者的同时，必须做好隔离、消毒、疫情报告、接触者的检疫与流行病学的调查。

（二）传染病防治方法

1.一般治疗　指非针对病原而对机体具有支持与保护的治疗。

（1）根据传染病传染性的强弱，传播途径的不同和传染期的长短，确定隔离的种类。隔离分为严密隔离、呼吸道隔离、消化道隔离、接触隔离与昆虫隔离等。

（2）指导患者保持良好的休息状态，保证一定热量的饮食供应，根据病情的不同给予流质、半流质、软食等，并补充各种维生素。

2.病原与免疫特异性治疗　如采用抗生素疗法、免疫疗法、抗病毒疗法等治疗病原体，控制传染源。

3.对症与支持治疗　如高热降温、镇静止惊、强心改善血液循环等对症治疗，减轻患者痛苦，减少机体消耗，保护重要器官，使损伤降至最低程度。

考点　传染病防治原则

第 3 节　常见传染病的社区护理与管理

一、肺　结　核

（一）肺结核概述

肺结核是指发生在肺组织、气管、支气管和胸膜的结核，包含肺实质的结核、气管支气管结核和结核性胸膜炎，占结核病总数的 80%～90%。

1.传染源　主要是结核病患者，尤其是痰菌阳性者，传染性的大小取决于痰内结核菌数量的多少。直接涂片法检出结核菌者排菌量较大，直接涂片法检查阴性而仅培养阳性者排菌量较小。

2. 传播途径　飞沫传播是肺结核最重要的传播途径。主要通过咳嗽、喷嚏、大笑等方式把含有结核菌的微粒排到空气中而传播。

3. 易感人群　人群普遍易感。有痰涂片阳性肺结核患者密切接触史，生活贫困、居住拥挤、营养不良等社会因素，以及婴幼儿、老年人、HIV 感染、糖皮质激素和免疫抑制剂使用、慢性基础疾病等导致免疫力低下的因素都是肺结核的高危因素。

考点 肺结核的传染源与传播途径

（二）社区护理

肺结核是一种慢性消耗性疾病，治疗时间长，要想达到治愈肺结核的目的，单纯依靠住院治疗和护理远远不够，社区护理和管理同样重要。

1. 用药护理　药物治疗的原则是早期、规律、联合、适量、全程。要向患者及其家属解释用药时的注意事项，同时观察患者服药情况，及时发现药物的副作用，一旦出现副作用应及时就诊。

2. 休息与活动　肺结核活动期的患者应注意休息，避免疲劳；有高热等明显中毒症状及咯血者，应卧床休息；轻症及恢复期患者，不必限制活动。

3. 饮食护理　肺结核患者饮食宜高热量、富含维生素、高蛋白，多食牛奶、豆浆、鸡蛋、鱼、肉、新鲜水果及蔬菜等，戒烟戒酒，以增强抵抗力，促进病灶愈合。

4. 咯血护理　患者咯血时应细致观察与护理，让患者安静休息，避免不必要的交谈，一般静卧休息能使小量咯血自行停止。大咯血患者应绝对卧床休息，协助患者取患侧卧位，如胸闷、咯血不畅或呼吸困难，应及时送医院治疗，做好窒息的预防及抢救配合。

5. 心理护理　肺结核病程长、恢复慢，且病情易反复，患者易产生急躁、恐惧、抑郁心理，社区护士应做好心理护理，耐心向患者讲解疾病知识，给予心理支持和帮助。

考点 肺结核的社区护理

（三）社区管理

1. 管理传染源　结核病的主要传染源是痰中排菌的肺结核患者，对痰结核杆菌阳性者应进行隔离，早期发现传染源。

2. 切断传播途　结核杆菌侵入人体主要是通过呼吸道传播，故要做好个人卫生和环境卫生，不随地吐痰，同桌用餐时提倡公筷制、分餐制，减少结核杆菌的传播机会。

3. 增强人体免疫力　开展体育活动，增强体质，提高居民生活水平。接种卡介苗以建立特异性免疫力。

4. 做好访视工作　一般初次药物治疗期间，每月访视一次；再次治疗的患者，每 3 个月访视一次；慢性开放性肺结核患者，每 6 个月复访一次。访视内容包括了解患者病情，评估患者目前疾病的发展阶段，认真填写社区结核病病例管理相关表格，并存入健康档案，汇总后定期上报给上一级卫生主管部门。

案例 8-1

　　张某于 1 个月前受凉后出现低热，下午明显，体温最高不超过 38℃。咳嗽，咳少量白色黏痰，无咯血和胸痛，自认为感冒，服用各种抗感冒药和止咳药，无明显好转，因工作忙未去医院检查，但逐渐乏力，工作力不从心，有时伴夜间盗汗。病后进食和睡眠稍差，体重稍有下降（具体未测量），二便正常。有肺结核接触史。去医院诊断为肺结核。

问题：1. 该疾病的传播途径是什么？
　　　2. 与张某接触时需要什么防护？

二、艾 滋 病

（一）艾滋病概述

　　艾滋病即获得性免疫缺陷综合征（AIDS），其病原体为人类免疫缺陷病毒（HIV），亦称艾滋病病毒。艾滋病是由 HIV 感染引起的，以人体 CD4$^+$ T 淋巴细胞减少为特征的进行性免疫功能缺陷，疾病后期可继发各种机会性感染、恶性肿瘤和中枢神经系统病变的综合性疾病。

　　1. 传染源　是被 HIV 感染的人，包括 HIV 感染者和艾滋病患者。HIV 主要存在于传染源的血液、精液、阴道分泌物、胸腹水、脑脊液、羊水和乳汁等体液中。

　　2. 传播途径　经性接触（包括不安全的同性、异性和双性性接触）；经血液及血制品传播（包括共用针具静脉注射毒品、不安全规范的介入性医疗操作、文身等）；经母婴传播（包括宫内感染、分娩时和哺乳传播）。

　　3. 高风险易感人群　主要有同性性行为者、与 HIV 感染者和艾滋病患者有性接触者、多性伴人群、性传播感染群体。

考点　艾滋病的传播途径及高风险易感人群

（二）社区护理

　　1. 饮食护理　给予高热量、高蛋白、高维生素、清淡易消化饮食。

　　2. 生活护理　安置患者于安静、清洁、舒适的环境，做好口腔护理，皮肤清洁护理，腹泻者做好肛周护理。

　　3. 健康教育　对家庭成员进行必要的健康教育，与艾滋病患者可进行正常接触和社交活动，如握手、共同进餐、共用办公用品和礼节性接吻均不会被感染，所以应消除恐惧，保护患者隐私，善待关爱艾滋病患者。

　　4. 心理护理　多与患者进行有效沟通，以解除其思想顾虑，树立战胜疾病的信心；特别要尊重患者，给患者谅解、鼓励、关怀、同情和支持，最大限度地提高其生活质量。

考点　艾滋病的社区护理

（三）社区管理

　　艾滋病虽然不能治愈，但通过治疗可延缓病情发展，延长患者生命，而且应该早发现、早治疗。研究显示 AIDS 是完全可以预防的，因此，社区的管理十分重要。

　　1. 管理传染源　同性恋、双性恋、多个性伴侣以及静脉吸毒者等采取安全性行为，正确使用安全套，避免发生多性伴以及其他无法判断风险等的危险性行为。对有高危行为的人群建议主动进行血液检查；推行无偿献血，对献血人群进行 HIV 筛查；加强血液检测，保证用血安全。

2. 切断传播途径

（1）对密切接触者要进行医学观察，观察期间接触者应积极配合医务人员，如实客观地提供密切接触过程中的有关情况。

（2）限制及严格管理一切进口的血制品。凡侵入人体的治疗、美容等器械均要严格消毒，做到一人一用一消毒。

（3）为减少母婴传播，已感染的育龄妇女应避免妊娠、哺乳。

（4）社区内的宾馆等涉外单位要做好床上用品、用具的消毒。

3. 保护易感人群　教育人群不与他人共享牙刷、剃须刀、刮脸刀等个人用品，不在消毒不严格理发店、美容院刮胡子、文身、文眉、打耳洞和修脚；不到非正规医院检查和治疗；教育青年人远离毒品，以保护易感人群。对密切接触者应给予具体的医学指导，加强个人防护。

4. 做好访视工作　所在社区发现艾滋病患者或 HIV 感染者后，社区护士应于 24h 内进行初访。一般初访后每月复访一次。访视内容包括社区护士调查疾病来源，评估患者目前疾病的发展阶段，认真填写社区艾滋病病例管理相关记录，并存入健康档案，同时做好保密工作，尊重患者隐私权，不得泄露患者信息。

考点 切断艾滋病传播途径的内容

三、病毒性肝炎

（一）病毒性肝炎概述

病毒性肝炎是由多种肝炎病毒引起，以肝脏损害为主的一组全身性传染病。按引起发病的病毒不同可分为甲型肝炎、乙型肝炎、丙型肝炎、丁型肝炎、戊型肝炎、己型肝炎、庚型肝炎等。其中甲型和戊型主要表现为急性感染，乙型、丙型、丁型多呈慢性感染，少数病例可发展为肝硬化或肝细胞癌。

1. 传染源　甲型肝炎和戊型肝炎的主要传染源是急性期患者和隐性感染者，乙型肝炎、丙型肝炎和丁型肝炎的传染源是急、慢性肝炎患者及无症状病毒携带者。

2 传播途径　甲型肝炎和戊型肝炎主要经粪 - 口途径传播，通过手、玩具、用具等日常生活接触是散发性发病的主要传播方式，水源和食物的污染（尤其是水生贝类如毛蚶等）可导致其暴发流行。乙型、丙型、丁型肝炎的传播途径主要有血液传播、密切接触（性传播多见）传播、医源性传播和母婴传播。

3. 易感人群　人类对各型肝炎普遍易感，各种年龄均可发病，各型肝炎之间无交叉免疫。

考点 不同类型病毒性肝炎的传播途径

（二）社区护理

1. 用药护理指导　患者按医嘱用药，尽量不用或少用造成肝损害的药物。因其他疾病就医时应主动告知肝病状况。抗病毒药物治疗期间，患者一定要按时、按量应用，不得擅自加减量或停药。注意定期复查血常规、肝功能及病毒血清学指标。停药后应随访观察 1 年。

2. 休息与活动　在肝炎症状明显期，卧床休息，勿做剧烈活动，避免过度劳累加重肝损伤。待乏力、黄疸症状明显消退，肝功能好转后，可适当增加活动，以不疲劳为主，宜采用动静结合的疗养措施。

急性肝炎患者经住院治疗于出院后仍需休息 1～3 个月，恢复工作后定期复查 1～3 年。慢性肝炎患者待症状消失，肝功能正常 3 个月以上，可恢复其原来工作，但需随访 1～2 年。

3. 饮食护理　结合患者身体情况，合理饮食。不宜给予热量过高、糖分过高饮食，防止加重肝脏负担。对于重症肝炎患者，食欲差、厌油、恶心、呕吐等，饮食宜清淡、宜消化。对于慢性肝炎患者适当增加蛋白质摄入，以优质蛋白质为主，如牛奶、鸡蛋、瘦猪肉、鱼等。

4. 心理护理　指导患者保持豁达、乐观心情。与家人做好沟通，自行检查，做好预防、安抚工作，共同帮助患者建立战胜疾病的信心。告知患者所能得到的社区保健资源和服务等。

考点　病毒性肝炎的社区护理

（三）社区管理

1. 管理传染源

（1）隔离传染源：早期发现并予隔离。①甲型、戊型肝炎应自发病之日起，按肠道隔离措施隔离 3 周。②乙型、丙型、丁型肝炎及病毒携带者，按体液和接触隔离措施由急性期隔离至病毒消失。③从事饮食服务、食品加工、饮用水供应、托幼保育机构等工作的肝炎患者和病毒携带者，应暂时调离原职岗位。

（2）献血员管理：各型病毒性肝炎患者及病毒携带者严禁献血，有肝炎病史及肝功能异常者亦不能献血。健康人献血前应按规定进行健康检查。

2. 切断传播途径

（1）甲型肝炎和戊型肝炎应预防消化道传播，患者和健康人之间应做好生活隔离，食具、茶具、生活用具严格分开。注意个人卫生，做到餐前、便后认真清洗双手。

（2）乙型肝炎、丙型肝炎、丁型肝炎主要应预防以血液为主的体液传播，凡需接受输血、应用血制品、接受大手术等的患者，应定期检测肝功能及病毒标志物，以便及时发现感染肝炎病毒所致的各型肝炎。

（3）对患者用物及排泄物进行消毒。加强社区内托幼保育机构及餐饮服务行业的监督管理，严格执行餐具、食具消毒制度。理发、美容、洗浴等用具应按规定消毒。

3. 保护易感人群

（1）甲型肝炎：易感人群均可接种甲肝疫苗，接种后免疫期至少 5 年。对近期与甲型肝炎有密切接触的易感者可选用人血清或胎盘免疫球蛋白肌内注射，注射时间越早越好，不应迟于接触后 7～14 日。免疫期 2～3 个月。

（2）乙型肝炎：新生儿、HBsAg、抗 HBs 阴性者均应接种乙型肝炎疫苗。被动免疫可用乙肝免疫球蛋白（HBIg），一般与乙肝疫苗联合使用，用于阻断母婴传播和意外暴露于 HBV 的易感者。HBsAg 阳性孕妇在怀孕前应进行孕前评估，在怀孕后应到医院进行专科评估，及时对新生儿进行母婴阻断，并做好产妇及新生儿的随访观察工作。乙型肝炎患者密切接触者，应尽早排查乙肝五项，确认未感染乙型肝炎后，根据乙肝表面抗体（抗 HBsAb），咨询医生，必要时给予再次注射乙肝疫苗，提高表面抗体。

（3）戊型肝炎："重组戊型肝炎疫苗（大肠埃希菌）"是世界上第一个用于预防戊型肝炎的疫苗。以肌内注射方式接种，保护率达到 100%。

（4）目前对丙、丁型肝炎尚缺乏特异性免疫预防措施。

4. 做好访视工作　所在社区发生病毒性肝炎传染病后，社区护士应于 24 小时内进行初访。初访后 1 周作第 1 次复访，自患者发病后 42 天，作第 2 次复访。慢性肝炎患者，应每年报 1 次疫情报告卡片。社区护士应每年至少访视 1 ~ 2 次。访视内容包括了解患者病毒性肝炎的传染源、目前的健康状况、是否有其他并发症。评估患者皮肤、巩膜、黏膜颜色，观察粪便、尿液颜色，了解黄疸程度。

案例 8-2

　　某女士，20 岁，工人，发热、疲乏、腹部不适、恶心、食欲减退、尿黄 6 天，体检巩膜中度黄染。T 38℃，P 100 次 / 分，BP 130/80mmHg，肝肋下 2cm，质软，无明显触痛。RBC $4.0×10^{12}$/L，WBC $8.8×10^9$/L，Hb 138g/L，血清谷丙转氨酶 740U/L，总胆红素 84μmol/L。

　　护理措施：

　　1. 建议患者即刻到专科医院就诊，最好住院治疗。

　　2. 告知患者的家属，其所患疾病可能有传染性，注意自身检查、家庭隔离、消毒。

问题： 1. 该患者的护理诊断？

　　　　　2. 该患者的社区预防措施有哪些？

自 测 题

一、名词解释

1. 传染源

2. 传播途径

3. 人群易感性

二、单选题

1. 传染病流行过程的基本条件是

　A. 患者、病原携带者、受感染的动物

　B. 周围性、地区性、季节性

　C. 散发、流行、暴发流行

　D. 传染源、传播途径、易感人群

　E. 自然因素、社会因素

2. 下列哪种是甲型肝炎的主要传播途径

　A. 注射输血　　B. 飞沫传播

　C. 唾液传播　　D. 粪 - 口传播

　E. 垂直传播

3. 艾滋病的传染源是

　A. 患者及其携带者　　B. 猪

　C. 蚊子　　D. 犬

　E. 鼠

4. 指导肺结核患者防止疾病传播，下列措施哪项不妥

　A. 有条件的患者应单居一室，室内保持良好通风

　B. 痰菌阳性的肺结核患者需要住院治疗，执行呼吸道隔离

C. 注意个人卫生，禁止随地吐痰

D. 不可面对他人打喷嚏或咳嗽，以防飞沫传播

E. 在咳嗽或打喷嚏时，用双层纸遮盖口鼻，纸扔进垃圾桶

5. 患者，男，45岁。在体检时发现血清抗HIV阳性。社区护士对其进行健康指导时不妥的是

A. 外出时应戴口罩

B. 严禁献血

C. 性生活应使用避孕套

D. 不能与其他人共用牙刷

E. 排泄物用漂白粉消毒

三、简答题

1. 简述传染病的社区防治原则。

2. 简述艾滋病病毒的社区管理要点。

（张志云）

|第9章|
社区急性事件的预防与急救

第1节 概　述

一、社区急救概念和意义

（一）概念

社区急救又称为社区紧急救护，是指伤、病者发生急危重症即危及到生命的各种情况时，在社区获得最及时有效的基础医疗救护。社区急救不同于医院内急诊或病房的抢救，其特点是情况紧急、现场条件有限、随机性强、病种复杂多样等。社区急救的原则应以生命器官的维持和对症治疗、护理为主，即以救命为主。

（二）意义

从理论上讲，凡是出现于综合医院急诊科的各种急危重症都有可能出现在社区。社区医护人员比综合医院急诊科的医护人员更接近现场，更早地接触患者，更需要全面专业的急救能力。

社区急救是在发生事件的现场和护送途中进行的，因此不可能按照医院的各种抢救常规来进行要求。尽管社区急救是院外的急救，是暂时的和应急的，但是对于一些特殊患者来说，如果没有社区争分夺秒的现场救治，错过了抢救的黄金时间，医院亦难做到起死回生。因此，社区急救是整个医疗体系中最前沿的阵地。

社区卫生机构在社区急救工作中有很多有利条件，如对社区环境熟悉，对所管辖人员了解，距离现场近，能尽快到达现场，在必要情况下还能调动社区其他人员协助救治工作等。社区医务人员应充分利用这些有利条件，正确无误地诊断和处理各种急危重症。对于病情较严重复杂，评估后必须送上级医院做进一步确诊和治疗者，社区医务人员应做好初步急救，避免患者不应有的病情恶化，对保证患者今后的治疗和其远期的预后都有非常重要的意义。

二、社区急性事件和预防措施

社区急性事件是指发生在社区范围内的各种可能危及生命的急症、创伤、中毒等事件，也包括各种急性病及慢性病急性发作。社区护理人员对遭受急性事件患者的社区急救，包括现场急救处理及运转途中的监护，使急诊患者在转往医院前的最短时间内接受较为专业的生命支持、诊治和护理。目的是提高社区内现场的救护质量和救护水平，及时挽救患者的生命，减少伤残、死亡的发生。社区护理人员同时也需要开展社区保健教育，普及急救知识，提高社区自救的能力及水平。

（一）社区急性事件的预防对象

1. 老年人　老年人腿脚不便、行动迟缓、反应迟钝、多患有慢性病，容易跌倒或被碰撞。在家应注意安全，穿防滑拖鞋，家里地面保持干燥、整洁，过道无障碍物，浴室防滑，厕所安装安全扶手。老年人改变体位动作要缓慢，最好手扶固定物体，尤其是高龄老人，外出行走及跨越台阶、上下楼梯时更要注意，到人多杂乱的地区最好有人陪同。

2. 婴幼儿　婴幼儿自控能力差，好奇心强，缺乏危险意识。家庭常用药品应放置在婴幼儿拿不到的地方。误服药物中毒及误吸入者多见于 0～4 岁儿童。家中各种电器插头要有漏电保护。另外，还应防止各种危险动作的发生，如爬上阳台或窗户发生坠落，独自过马路发生意外等。

3. 慢性病患者　社区慢性病患者在家中也随时可能发生病情变化，应针对病情教给患者一些自我检测技术和紧急处理知识。慢性病患者随身携带一些急救药物和联系卡片，卡片上记录姓名、地址、电话、主要病情等，以便外出发生危险时，可以及时得到帮助。

4. 其他人群　实际上在社区范围内活动的所有人都有可能在社区范围内发生各种意外的急性事件。

（二）社区急性事件的预防措施

1. 有针对性的防病宣传　根据不同的季节进行预防宣传。许多疾病有明显的季节性，春季好发呼吸系统疾病如流行性感冒、慢性支气管炎，近年来过敏人群增多，如对花粉、柳絮过敏等；夏季易发生肠道感染、食物中毒、溺水等；秋季易发生消化道疾病、风湿性疾病等；冬季易发生心血管疾病的波动、一氧化碳中毒等。除此之外，北方春季多风，南方沿海夏季的台风季节容易发生高楼阳台上的花盆、杂物、广告牌等坠落伤人；暴雨水灾造成房屋倒塌等事件。根据不同季节，社区医务人员做好相应的预防宣传及应急准备，遇到不能单独解决的问题应与社区共同进行防范及应急处理。

2. 经常性家访发现问题　家庭生活中的各种问题都可能成为致病的一种因素，其中有些重大问题如离婚、丧偶，以及老人、儿童受虐等严重事件，更会成为影响社会心理行为的因素。但是也存在许多问题尚未表面化，存在的矛盾很难被察觉的现象。社区医务人员通过对重点人群的家庭访视，往往可以发现一些潜在的苗头，社区医务人员要从防病、治病的角度出发，提出一些积极的建议，防止疾病恶化。

3. 健康宣教　社区医疗机构立足于社区，社区医务人员应该走进社区和社区工作者一起积极参加预防工作，如节假日防止暴饮暴食、酗酒，春节期间防止烟花爆竹伤人，传染病预防期间防止交叉感染等。尽可能把各种意外事件防患于未然。

第 2 节　常见急性意外情况及其处置

社区医疗机构在社区发生的急性意外伤病处理中，针对一些有把握的、较轻微的急性伤病可以独立处理，而对于某些严重复杂的伤病应及时正确地初步处理，尽可能稳定患者病情，协助家属将患者送至上级医院或急救中心，让患者尽早得到治疗和护理。

一、机械性损伤的简易处理

机械性损伤是指当机体受到机械性暴力作用后，器官组织被破坏或功能发生障碍。机械性损伤中最常见的是交通事故及其他原因碰撞、挤压或穿透性伤。

机械性损伤分为闭合性损伤和开放性损伤两大类。闭合性损伤指皮肤或黏膜表面完整，无伤口。如扭伤、挫伤、关节脱位、震荡伤、闭合性骨折等。开放性损伤指皮肤或黏膜表面有伤口，伤口与外界相通，如切伤、砍伤、擦伤、刺伤、开放性骨折等。机械性损伤的主要表现有出血、骨折或伴有其他相应的内脏损害等。

1. 活动性出血的处理　止血是社区急救的重要紧急措施，现场止血的基本原则是快止快送，时间就是生命。对头、颈、面、下颌、四肢的动脉出血可现场采用指压法止血；对小动脉、小静脉及毛细血管损伤的出血可采用加压包扎法止血；对深部损伤的出血可采用填塞止血法；对四肢大血管损伤的出血可采用止血带止血法。

2. 骨折的现场处理　社区急救现场，对所有四肢骨折、脊柱骨折均应进行固定。急救现场做骨折临时固定，是为了限制伤肢活动，但切记不能进行复位。

3. 内脏损伤　社区医务人员注意外伤的同时，应注意检查伤者的生命体征及意识，借以分析有无内伤迹象，包括耳道、鼻孔有无出血，有无休克等，如有应及时处理，快速送至上级医院。

二、烧（烫）伤的简易处理

烧（烫）伤发生后，首先最重要的是脱离致热原，然后根据具体伤情进行相应处理。牢记冲、泡、脱、盖、送五字口诀。即用冷水冲洗伤口 10 分钟左右，或直接将烧（烫）伤部位浸泡于冷水中，脱去或剪除已经粘在创面的衣服，用无菌敷料遮盖伤口，保护创面，及早送至医院。

三、动物咬伤、毒虫蜇伤的简易处理

（一）动物咬伤

动物咬伤的紧急处理措施如下。

1. 冲洗伤口　立即用清水或肥皂水冲洗伤口，并将伤口内血液挤出。

2. 消毒伤处　用消毒液消毒受伤部位皮肤，一般情况伤口不包扎。

3. 送往医院处理　立即将伤者送至医院，进行伤口处理和注射破伤风、狂犬病疫苗。

4. 健康宣教　做好社区宣传教育，文明饲养宠物，宠物牵绳外出，避免儿童接触大型动物。

（二）毒虫蜇伤

1. 蜜蜂类蜇伤急救处理　蜜蜂的毒液呈酸性，可选用肥皂水或 5% ~ 10% 碳酸氢钠溶液（小苏打）洗敷伤口；黄蜂的毒液呈碱性，可选用硼酸粉或食醋洗敷伤口，以减轻局部症状。若检查发现有滞留于皮肤内的毒刺，应立即小心拔除。若发生全身中毒的情况，要在保持呼吸道通畅下立即送往医院。

2. 毒蜘蛛蜇伤急救处理　如伤口在肢端，立即在咬伤部位近心端绑扎止血带，每 15～20 分钟放松一次，每次放约 1 分钟；局部用 1：5000 高锰酸钾溶液冲洗后，切开局部咬伤皮肤，用火罐吸出毒汁，亦可挤出毒汁，再用苯酚烧灼后放松止血带；伤口周围敷溶化的蛇药片。尽快送医院治疗。

3. 蜈蚣咬伤急救处理　应立即用弱碱性溶液（如肥皂水、淡石灰水等）洗涤伤口和冷敷，伤口周围敷溶化的蛇药片；有全身症状者宜速送医院治疗。

4. 毒蛇咬伤急救处理　急救原则是及早防止毒素扩散和吸收，尽可能减少局部损害。蛇毒在 3～5 分钟即被吸收，急救越早越好。

急救措施：保持安静，减少活动，以减慢血液循环，立即呼救；尽快绑扎伤肢，在咬伤肢体上方 5～10 厘米处用止血带或橡胶带等绑扎，以阻止静脉血和淋巴液回流；冲洗伤口，先用肥皂水和清水清洗周围皮肤，再用生理盐水、0.1% 高锰酸钾或净水反复冲洗伤口；局部降温，先将伤肢浸于 4～7℃ 的冷水中 3～4h，然后改用冰袋，可减少毒素吸收速度，降低毒素中酶的活力；咬伤在 24h 以内者，以牙痕为中心切开伤口成"+"或"++"形，使毒液流出，也可用吸奶器或拔火罐吸吮毒液。切口不宜过深，以免损伤血管。若有蛇牙残留宜立即取出。切开或吸吮应及早进行，否则效果不明显。药物治疗，常用的解毒抗毒药有上海蛇药、南通蛇药等。被毒蛇咬伤后切忌奔跑，宜就地包扎、冲洗伤口，记录毒蛇特点后速到就近医院急救。

第 3 节　常见中毒的急救处理

一、一氧化碳中毒

（一）概述

一氧化碳俗称煤气，为无色、无味的气体，不溶于水。人体吸入气体中一氧化碳含量超过 0.01%，即可发生缺氧，称为一氧化碳中毒或煤气中毒。在可疑有一氧化碳溢出的环境下，发现有人昏倒或诉头昏、头痛、乏力、心悸等，检查发现患者口唇呈樱桃红色，甚至面色皮肤呈樱桃红色，提示发生一氧化碳中毒。

（二）急救措施

立即打开门窗，搬移患者于通风良好、空气新鲜的地方；注意保暖；松解衣扣，保持呼吸道通畅，清除口鼻分泌物；如发现呼吸骤停，立即行心肺复苏、给氧；有条件者应立即做高压氧治疗，尤适用于中、重型煤气中毒患者，不仅可使患者苏醒，还可使后遗症减少；中毒较深昏迷者立即送往医院。

二、食物中毒

（一）概述

食物中毒是指进食了含有细菌、细菌毒素、动植物毒素或化学毒素的食物而引起的中毒性疾病。主要表现为腹痛、呕吐、腹泻等。有些毒物吸收进入血液，可损害肝脏、肾脏等器官。

（二）急救措施

1. 中毒轻者可口服解痉药、输液，并在社区医疗机构休息观察。中毒较重时，清醒者催吐，意识不清者给予洗胃，减少毒物的吸收。

2. 对症处理　为防止呕吐物堵塞气道引起窒息，应让患者侧卧，便于吐出。如腹痛剧烈，可取仰睡姿势并将双膝变曲，有助于缓解腹肌紧张。患者如出现抽搐、痉挛时应将患者立刻移至周围没危险物品的地方，用手帕缠好筷子塞入患者口中，以防止咬伤舌头。如出现面色发绀、出冷汗、脉搏虚弱时，立刻送往医院，防止发生休克。

3. 留标本送检　要注意留好呕吐物或大便，待救治后送医院检查，有助于中毒诊断。不轻易给患者服止泻药，以免贻误病情。

三、镇静催眠药中毒

（一）概述

镇静催眠药是中枢神经系统抑制药，一次大剂量服用可引起镇静催眠药中毒。表现为嗜睡、情绪不稳定、昏迷等神经系统症状。

（二）急救措施

1. 保持呼吸道通畅，立即给予吸氧。

2. 稳定心血管系统　立即开放静脉通路，心搏骤停者立即进行胸外按压。休克者按抗休克治疗。

3. 清除未被吸收的毒物　清醒者给予催吐，意识不清者给予洗胃，以减少毒物的吸收。

4. 促进已吸收毒物的排出　碳酸氢钠可碱化尿液，有利于巴比妥类药物排出，使用利尿药增加尿量也可增加药物的排泄，昏迷时间长、有并发症、血药浓度过高的危重患者可用透析疗法。

5. 应用特殊拮抗药　氟马西尼是苯二氮䓬类药物的特殊拮抗药，能使地西泮中毒的患者迅速清醒，但作用时间短暂，根据病情需要可持续静脉滴注或间断用药。

6. 对症治疗　保持水、电解质、酸碱平衡，并发肺炎时用抗生素治疗，社区救治后送医院进一步诊治。

7. 留取标本　在将患者送医院时应尽可能搜寻患者留下的药瓶、药袋，或留取呕吐物以作毒物鉴定，帮助中毒诊断。

四、灭鼠药中毒

（一）概述

误服灭鼠药浸拌的毒饵，以及由某些灭鼠药毒死的禽畜均可引起中毒。一般食入后很快出现恶心、呕吐、腹痛等症状。重者可出现昏迷、出血倾向。

（二）急救措施

1. 接触性中毒者应立即脱离现场，脱换被污染的衣服，用清水彻底清洗皮肤。

2. 立即口服活性炭,用 1 : 5 000 高锰酸钾洗胃、硫酸镁导泻,以尽量减少毒药的吸收。安妥中毒时禁用碳酸氢钠、肥皂水洗胃,以免加重中毒。忌催吐,以免引发惊厥。

3. 抗惊厥治疗 用大剂量抗惊厥药物镇静止痉,其用量以达到控制抽搐不再发生为宜。如地西泮 10mg 或苯巴比妥钠 100 ～ 200mg 肌内注射。

4. 根据中毒者的中毒药物,选用有针对性的解毒药。如敌鼠钠盐中毒时使用维生素 K 10 ～ 20mg 静脉滴注,氟乙酰胺中毒时用乙酰胺 0.1 ～ 0.2g/(kg·d)分次肌内注射,磷化锌中毒时 0.1% ～ 0.2% 硫酸铜溶液 100ml 口服,安妥中毒时用 10% 葡萄糖酸钙溶液 10ml 或 10% 硫代硫酸钠溶液 10 ml 静脉滴注。

5. 对症支持治疗 应安置患者在安静、较暗的环境中,尽量减少刺激;保持呼吸道通畅,保证供氧,密切注意呼吸状态。

6. 磷化锌中毒时,应禁食油类食物及牛奶、鸡蛋、肥肉等脂肪性食物,以防磷溶解后,加剧中毒。如果是安妥中毒,忌食脂肪类及碱性食物,少喝水,以免加重中毒。

7. 中毒严重者应立即送往医院。

五、百草枯中毒

(一)概述

百草枯是一种高效能的非选择性接触型除草剂,对人、畜具有很强的毒性,误服或自服可引起急性中毒。百草枯经消化道、皮肤和呼吸道吸收。临床上尚无百草枯的特效解毒药,尽早采取措施清除进入体内的毒素是成功救治急性百草枯中毒的基础。

(二)急救措施

1. 皮肤接触中毒 立即脱去被污染的衣物,用肥皂水彻底清洗皮肤;若眼部被污染,可用 2% ～ 4% 碳酸氢钠溶液冲洗。

2. 口服中毒

(1)催吐:一经确诊,刺激咽喉部催吐,尽快口服吸附剂或黏土。

(2)洗胃:用 30% 白陶土水或 1% 肥皂水或泥浆水加活性炭 50 ～ 100g 反复彻底洗胃。

(3)导泻:洗胃后用活性炭悬液(50g)+ 硫酸镁(20 ～ 40g)导泻,或用林格液 50ml+ 硫酸镁(20 ～ 40g)。

(4)加速毒物排泄:可利用利尿、血液透析、血液灌流,后者效果较好。

第4节 常见急性病症的初步处理

一、高 热

(一)概述

体温超过 39℃ 即为高热。高热时患者面色潮红,皮肤烫手,口咽干渴,精神萎靡不振,食欲不佳,呼吸和脉搏加快。

（二）急救措施

1. 高热初期，由于皮肤血管强烈收缩而出现寒战，此时要注意保暖；寒战后体温会迅速升高，要及时采取退热措施。

2. 物理降温

（1）冰袋的使用：冰袋能减轻脑的充血水肿，对中枢神经系统有保护作用。将冰袋放在前额、双侧腋窝、双侧腹股沟等处，使用时必须有毛巾将冰袋包裹，20分钟交换一下位置，以防发生冻伤。

（2）乙醇擦浴：利用酒精的蒸发作用带走热量，从而达到降温的作用。酒精浓度为30%。擦浴的部位为颈部、双腋下、肘窝、大腿根部、腘窝等处。

（3）在体温超过38.5℃时可以使用药物降温。避免用药过量和在短期内反复用药。常用的退热药有复方阿司匹林、对乙酰氨基酚等，老年人用药后需密切观察，以防大量出汗引起虚脱。

（4）定期测量体温。降温后每半小时测量一次体温，若体温持续不降，应及时送医院采取进一步措施。

高热只是某些疾病的一个症状，单纯退热有时效果不好，药效一过又开始升高，因此不能在家停留时间过长。需到医院检查病因，针对性用药。

二、昏　迷

（一）概述

昏迷是意识障碍的最严重阶段。患者意识清晰度极度降低，对外界刺激无反应，程度较轻者防御反射及生命体征可以存在，严重者消失。昏迷患者病情严重，应迅速对症急救和处理。

（二）急救措施

1. 合理安全的体位　一般采取仰卧位，头部抬高15°～30°，并偏向一侧。

2. 保持呼吸道通畅　解开患者的衣服，取出义齿，清除口鼻内分泌物或呕吐物。有舌后坠者可用舌钳将舌拉出。

3. 支持疗法及对症处理　如供氧，建立静脉通道，维持血压及水、电解质平衡，对呼吸异常者提供呼吸支持（面罩气囊人工呼吸、呼吸兴奋药等），对抽搐者给予地西泮类药物，对高颅压患者给予脱水药物等。

4. 转运　如患者生命体征稳定，病情允许搬动者，注意防止意外损伤，立即送往医院。

三、休　克

（一）概述

休克（shock）是指机体受到强烈致病因素侵袭，造成有效循环血量锐减，导致全身器官组织的微循环灌流不足，机体发生缺血缺氧、细胞代谢紊乱及器官功能障碍的危急临床综合征。休克不是一个独立的疾病，而是在各种致病因素作用下引起有效循环血量减少，导致全身器官组织的微循环灌流障碍的一种病理过程。所以尽管造成休克的原因不同、休克的类型不一样，但都存在相似的临床过程和诊断依据。休克病程一般分为休克早期、休克期、休克晚期3期。休克早期在临床上主要表现为烦躁不安、面色苍白、皮肤湿冷，血压正常但脉压差减少，脉搏细速、呼吸急促，尿量减少。休克期患者主要表现为神志恍惚、表情淡漠、反应迟钝、皮肤发绀，四肢厥冷、血压下降且脉压差更小，脉搏细弱、呼吸急促，尿量更少甚至无尿。休克晚期患者面色灰青，明显发绀，神智不清，呼吸急促，血压进一步下降或测不出、脉细弱或摸不清，全身广泛出血现象，如皮下瘀点、瘀斑、咳血、便血和血尿等。

（二）急救措施

一旦确认患者发生休克，必须立即采取有效抢救措施。急救的基本原则为立即采取休克体位，解除致病因素，保持呼吸道通畅、吸氧，尽快建立静脉通道，扩充血容量，对症处理、保温、防止休克加重。急救步骤如下。

1.采取正确体位　取休克卧位，即中凹卧位。抬高头胸部有利于膈肌活动，增加肺活量，抬高下肢有利于增加静脉回心血量，从而相应增加血容量。

2 保持呼吸道通畅　松解患者衣服，清除口鼻腔异物，抬起下颏保持呼吸道通畅。有条件者可给予吸氧，氧流量 4～6L/min。

3.建立静脉通道　补充有效循环血容量是纠正休克的根本措施，通过开放两条静脉通道，一条用作快速补充血容量，另一条保证各种药物按时按量的输入。

4.尽快止血　有活动性出血的患者，应尽快止血。现场多采用加压止血或止血带止血，待休克初步纠正后，再进行根本的止血措施。

5.降温与保暖　根据患者具体情况和室温采取降温和保暖措施。对感染性休克的高热患者，采用冰袋、乙醇擦浴等方法降温；对怕冷和体温较低的患者应采取保暖措施。

6.观察病情变化　严密观察生命体征、意识、皮肤的色泽及温度、尿量等，如有异常及时对症处理。

7.转运　休克患者避免过多搬动，待病情稳定，尽快转送医院。途中保持呼吸通畅，继续输液和吸氧，注意观察血压、脉搏、呼吸和神志等生命体征并做好记录，到医院后将现场救治情况报告给医院接诊医生。

自 测 题

一、名词解释

社区急救

二、单选题

1.被动物咬伤后的紧急处置不妥的是

 A.立即用清水或肥皂水冲洗伤口，并将伤口内的血液挤出

 B.用消毒液消毒受伤部位皮肤，一般情况伤口不包扎

 C.立即将伤者送至医院，进行伤口进一步的处理和破伤风、狂犬疫苗的注射接种

 D.做好社区宣传教育，儿童应尽量避免与大型动物接触

E. 被动物咬伤后立即包扎伤口

2. 一氧化碳中毒急救措施错误的是

  A. 立即打开门窗，移患者于通风良好、空气新鲜的地方

  B. 注意保暖；松解衣扣，保持呼吸道通畅，清除口鼻分泌物

  C. 如发现呼吸骤停，应立即送往医院

  D. 立即给氧，有条件应立即转医院高压氧舱室作高压氧治疗

  E. 中毒较深昏迷者立即送往医院

三、简答题

1. 简述外伤现场止血的几种方法。

2. 简述一氧化碳中毒的现场急救措施。

（席岁月）

| 第 10 章 |
社区临终关怀与护理

生老病死是人生的自然规律，任何生命都存在着死亡的必然性，临终是生命结束前的必经阶段，有其特殊的发展规律性，需要得到精心的照护与关怀。现代临终关怀观念认为，死亡是生命发展的最后阶段，临终阶段为临终患者提供了完善自我和个体发展的最后机遇，死亡和濒死既是对生命的否定，又是对生命的另一种新形式的肯定。社区护士应了解临终关怀相关的基本知识，熟悉社区临终患者及其家属的心理需求、与其交流的技巧，掌握为社区临终患者提供的基础护理，如镇痛与缓解症状的技术，还应树立正确的生死观和勇于奉献的精神。

第 1 节 概　　述

随着现代医学护理模式的发展，社区临终关怀已成为护理工作领域的重要组成部分。虽然每个临终者的身体状态、心理需求不尽相同，但却有其共性。临终者面对死亡，渴望得到精神上的支持、躯体上的抚慰，期望能够舒适、有尊严地离开人世。社区护士通过对患者的关怀让患者能尽快进入角色，接受现实、稳定情绪，使其在尊严、舒适、平静之中离世。患者家属则可通过关怀得到情感支持，以达到身心健康的目的。

一、临终与死亡的概念

（一）临终

1. 临终的定义　死亡是一个逐渐发生、发展，由量变到质变的过程。临终是临近死亡的阶段，濒死是临终的一种状态。临终是指人体主要器官的生理功能趋于衰竭，精力、功能和舒适感不断下降，生命过程即将终结的阶段。这时，患者虽已接受治疗和护理，但病情仍继续恶化，死亡不可避免将要发生，是生命活动的最后阶段。

2. 临终的界定　关于临终的时间范围，目前世界上尚无统一的界定标准，各个国家都有自己的界定标准。美国将临终阶段的时间范围界定为存活时间 6 个月以内；日本为 2 ～ 6 个月存活时间；英国为存活时间 1 年内；我国为存活时间 2 ～ 3 个月。因此，临终是一个较难界定的概念，目前少见权威性表述，归纳各国对临终的认识，可有以下条件作为临终的判定标准。

（1）自然衰老，各主要器官衰竭，生活不能自理者。

（2）各种意外伤害，生命垂危无抢救意义者。

（3）无治疗意义的晚期癌症患者。

（4）慢性疾病终末期，存活 3 ～ 6 个月以内者。

（二）死亡

1. 死亡的定义　　死亡是生命活动不可逆转的终止，是人的本质特征的永久消失，是机体生命活动和新陈代谢的永久停止。对死亡概念理解的前提，必须对人的生命的生物学、社会学、心理学等诸多方面的特征有所了解，死亡的概念实际就是所有人的生命特征的消失。

2. 死亡的界定　　传统的死亡概念是把呼吸和心搏停止作为判断死亡的标准，现代医学和社会伦理学界人士提出了比较客观的死亡标准，即脑死亡标准。脑死亡即全脑死亡，包括大脑、中脑、小脑和脑干在内的全脑功能不可逆地停止，此时尽管有被动心跳、呼吸的存在，仍可宣告死亡。不可逆的脑死亡是生命活动结束的象征。1968 年，美国哈佛大学提出的脑死亡标准为：①对刺激无感受性及反应性；②无运动、无自主呼吸；③无反射；④脑电波平坦或消失。上述标准 24 小时内反复测试无改变，并排除体温过低（低于 32℃）及中枢神经系统抑制剂的影响，即可作出脑死亡的诊断。

> **链接**
>
> ### 我国脑死亡的标准
>
> 2003 年卫生部制定了《脑死亡判定标准（成人）（征求意见稿）》；2013 年卫生和计划生育委员会脑损伤质控评价中心在临床实践的基础上对该标准进行修订，形成《脑死亡判定标准与技术规范（成人质控版）》。我国脑死亡判定标准内容如下。
>
> 1. 判定的先决条件　①昏迷原因明确；②排除各种原因的可逆性昏迷。
> 2. 判定标准　①深昏迷；②脑干反射全部消失；③无自主呼吸（靠呼吸机维持，自主呼吸诱发试验证实无自主呼吸）。以上 3 项必须全部具备。

二、临终关怀

（一）定义

临终关怀又称善终服务或安宁照顾，是一种特殊的卫生保健服务，是由医生、护士、心理医生及社会志愿人员等共同参与，为临终患者及其家属所提供的生理、心理和社会等方面的一种全面性支持与照护。临终关怀使临终患者缓解临终病痛，维护其生命尊严，提高生命质量，使家属的身心健康得到维护，使患者舒适安宁地度过人生最后旅程。因此临终关怀不仅仅是一种服务，还是一种人性化的关怀理念。它涉及临终医学、护理学、心理学、临终关怀伦理学和社会学等领域，体现了现代生物 - 心理 - 社会医学模式的特点。临终关怀是一项造福于人类的崇高事业。

（二）特点

社区临终关怀工作是以家庭为单位，以患者为中心的整体护理模式，为患者提供优质的技术服务和心理服务。临终关怀从患者出发，以人为本，使临终的生命得到尊重，症状得到控制，生命质量得到提高，最大限度地减轻患者痛苦。

1. 淡化治疗，重视照护　　临终关怀往往针对的是各种疾病末期患者、晚期肿瘤患者等生命不可逆转的人，临终关怀中几乎一切针对患者的操作措施只有"照护""关怀"上的意义，并无一般的"治疗"意义可言。因为它们对于病因的去除、功能的改善和健康的恢复已毫无意义。因此，对这些患者的治疗护理不是使其免于死亡，而是本着舒缓护理的原则，通过全面的身心照料，为其提供姑息性治疗，解除痛苦，控制症状，消除焦虑、恐惧，获得心理、社会支持，使其得到最后的安宁。

2. 注重心理与关心情感　按照旧的医学模式，临床上对临终患者的护理多集中在疾病的治疗性工作上，而患者作为一个整体的"人"却被忽视。研究发现，对于现代医学无法做到起死回生的患者来讲，心理上的支持比任何贵重的药品都重要。这种持续在其周围的心理支持与医药一样具有潜在的治疗作用。因此如何帮助那些垂危患者能够舒适地度过人生的最后时刻，一直是许多医务工作者多年来追求的美好愿望。

3. 注重患者生存质量　临终关怀的目的不是延长患者的生命时间，而是丰富患者有限生命，提高其尚存生命的生存质量。临终关怀的重要内容是控制症状、支持性的治疗与护理。不仅要保持患者的尊严，重视患者的实际需求，尽量按照患者和家属的意愿去护理；同时社区护士还应尽量满足患者未了心愿，使其摆脱面对死亡的恐惧，为其生命最后阶段创造一种安适、有尊严、有意义的生活。

4. 综合性服务　临终关怀是对人生的临终期提供不同于生命其他时期的特殊服务，是全社会各行各业对生命临终者服务系统的总称，是医学、社会学、伦理学、心理学、宗教以及社会各个机构共同研究和服务的实践活动。因此，临终关怀是涉及多学科，并强调社会共同参与的一项综合性服务。因此，我们需要向全社会宣传临终关怀的意义，并争取全社会的理解、支持和参与。

随着社区卫生服务在我国的广泛开展，临终关怀服务必将随之发展起来。人们对患者死亡后的照顾，如对临终患者的尸体料理和对死者家属的家庭回访、情感支持与必要时家庭护理（减轻家属身心压力，同时帮助家属接受"亲人已逝"的事实，尽早摆脱悲痛、适应新生活）是临终关怀工作中的新内容，是一种尊重死者遗愿和生者意愿的表现，是对死者家属的一种身心补偿。

考点　临终关怀的特点

三、传统死亡观与死亡教育

（一）传统死亡观

中国的传统文化是儒家、道家、佛教等思想的长期历史沉淀，人们对死亡的看法也受这些思想的影响，难以承受死亡带来的强烈的情感冲击；对死亡始终采取否定、蒙蔽的、讳莫如深的负面态度，在日常生活的言语中，甚至都害怕提及死亡，认为它是不幸和恐惧的象征；面对死亡更多表现出的是恐惧，而不是正确、客观、勇敢地面对。

（二）死亡教育

"人生自古谁无死"这句话阐释了生命的必然规律，完整的生命过程应包括死亡过程，这是不容置疑的客观事实。死亡的不可避免是人类延续的必要条件，从这个意义上讲，死亡是伟大的。尊敬生命应包括尊敬死亡，死亡教育是临终关怀的首要条件，是针对如何认识和对待死亡而开展的教育，其主旨在于使人们正确地认识和对待死亡。因此适时地进行死亡教育，引导人们以良好的心态对待死亡，正确地认识死亡，对于开展临终关怀工作，提高服务质量和临终患者的生命质量有着极其重要的意义，同时也是临终关怀的内容之一。在我们这个有着独特文化背景的国家因地制宜地开展有中国特色的死亡教育是我们医务人员的当务之急。

1. 死亡教育的目的

（1）通过死亡教育使临终患者认识到，死亡是任何人都不可避免的现实，是不以人的意志为转移的客观规律。

（2）通过教育帮助人们认识、把握有关死亡与濒死的客观规律，学习并获得这方面的知识、信息、技能，进而审视、澄清个人在死亡认识上的非科学的唯心观念，从而达到按照客观规律认识死亡的境界，树立科学的死亡观。

（3）死亡教育也包括对临终患者及其家属的死亡教育，其目的在于帮助濒死患者克服对死亡的恐惧，学习"准备死亡，面对死亡，接受死亡"；对临终患者家属进行死亡教育的目的在于帮助他们适应患者病情的变化和死亡，帮助他们缩短悲痛过程，减轻悲痛程度。

2. 死亡教育的方法

（1）判断、评价临终患者的心理反应。美国学者库布勒·罗斯博士提出濒死患者，其心理反应过程大致可分为五个阶段，针对不同心理阶段开展针对性的死亡教育。由于存在个体差异，整个心理反应过程并非一成不变，前后之间有可能出现交叉、重叠和反复，因此不能生搬硬套这一模式，医护人员应敏锐把握患者的心理状态，及时地实施影响和帮助，从而取得满意的效果。

（2）针对不同心理阶段的患者，注意谈论死亡的方法和策略。要理解患者的心情，要使用患者的语言谈"死"，不断地"在场"陪伴。要学会倾听，不要批评或指责，更不能反驳患者的观点，激怒患者，不要把患者的愤怒理解为对周围人的攻击或敌意。应多陪护患者，赢得患者的信任。

（3）鼓励和诱导患者把忧虑、恐惧和不满情绪表达出来，减轻患者心理上的苦恼。给患者营造一个可以信赖的环境，一种受到广泛支持的氛围。要时刻记住，患者是我们关怀的重点，不能使患者感到孤独无助而增加其恐惧和忧虑。

（4）要根据不同的服务对象，适时、合理地进行死亡教育；要把死亡教育和医护工作有机地结合起来。

（5）对于有宗教信仰的患者，应尊重患者的信仰，医护人员要了解相关的宗教知识，特别是对死亡的描述。不能一概而论用"科学观点"解释死亡，而适得其反。

（6）做好患者家属和亲友的工作，是死亡教育的重要组成部分，死亡教育可以帮助死者家属接受死亡现实，使大家用相同的观点、态度对待患者的死亡，尽快适应亲人去世后的生活，缩短悲伤过程，度过居丧期，保持身心健康。

3. 死亡教育的作用　死亡教育可以让临终患者（包括高龄老人）对死亡有一个正确的认识，明白死亡是生命的特征之一，是生命的必然过程，能够不惧怕而勇敢、从容地直面死亡，做好死前的准备，安排好未尽事宜，愉快度过生命的最后时光；通过死亡教育，还可以帮助社区人群尤其是年轻人建立正确的生命伦理观、价值观和人生观，使其认识到生命的唯一性、不可逆性和有限性，因为意识到时间的宝贵，所以更加珍视生命，主动积极地完善人格，全面发展，使其个人的天赋和才能在有限的生命中得以充分的实现。

通过死亡教育可以推动临终关怀事业的健康发展，前者为认识的基础，后者则为实践的体现。可以帮助医务人员了解和掌握临终关怀基本理论和方法，还可以向全社会民众普及对死亡道德的认识，移风易俗，促进社会文明进步。

第 2 节　临终患者关怀与家庭护理

一、家庭临终患者关怀的特点与基本理念

（一）特点

家庭临终护理不同于福利院照护，也不同于一般医院的临床护理。其特点是以患者为中心，一切从患者出发，以改善患者临终阶段生存质量为宗旨，最大程度地减轻患者痛苦。通过全面的身心照护、控制疼痛、缓解症状，以提供心理和情感支持为主要任务，尽最大可能使患者在身心舒适的状态下告别人世。另外，临终患者与家人共同生活在一起，家属既可为临终亲人献出自己的爱，也可在临终关怀团队成员的慰藉下，减轻自己的忧伤与悲痛，这是独立临终关怀院和临终关怀病房所不能比拟的。

（二）基本理念

1. 以对症为主的照护代替以治愈为主的治疗　其主要对象为各种疾病的末期、晚期肿瘤等治疗不再生效、生命即将结束的患者。

2. 以提高患者的生命质量代替延长患者的生存时间　临终关怀以丰富患者的有限生命，提高其临终阶段生命质量为宗旨。

3. 时刻关注临终患者的尊严和权利　在临终照护过程中，医护人员应允许患者保留原有的生活方式，尽可能地满足其合理需求，保护患者的个人隐私。

4. 给予临终患者家属心理、社会支持。

二、家庭临终关怀的策略

1. 新的关怀模式　对临终患者而言，生理疾患被治愈或者缓解已经没有可能，临终关怀的目标是为临终患者及其家属提供高质量的姑息性照护。为了达到这个目标，我们必须构建一种姑息性临终心理关怀模式，尽最大努力去实现，不仅帮助临终患者从疼痛和不适症状中解脱出来，而且从心理和精神的不安与痛苦中解脱出来，实现生命发展最后阶段的"健康成长"。

2. 以批判的思维不断学习　批判性思维是不以固定模式或思维定势去看待一个患者。认识到千人千样且是动态的，是在变化中的，要求护士不要有任何偏见和死板硬套的思维，随时接受怀疑的态度，并向各种可能性开放。因为每一个临终患者的心理都是一个独立的世界，

对于这个世界，我们几乎是完全陌生的，不能本能地带有偏见地做临终患者的心理护理。

3. 做到"无条件积极关怀"   这是临终关怀者应具备的一种道德情怀，对于临终患者及其家属，不论他（她）是谁，或可能是怎样的人，都应被视为我们应该关心与爱护的人。

4. 做到"四多"和"四少"

（1）多促进，少治疗。

（2）多倾听，少解决问题。

（3）多理解，少诊断和判断。

（4）多同理心（站在对方角度思考问题），少同情心。

三、临终患者家庭护理的程序要点

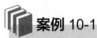
案例 10-1

李某，男，56 岁，胰腺癌广泛转移，病情日趋恶化，患者心情不好，对医务人员工作不满，拒绝治疗，常对其陪伴亲属发脾气。

问题： 1. 你认为该患者的心理反应处于哪个阶段？

2. 如何进行心理护理？

临终患者家庭护理程序是在社区临终护理服务工作中所开展的一系列活动，要有目的、有计划、有步骤地对临终患者进行全面的、系统的整体照护。临终患者家庭护理包括临终患者护理和患者家属护理两个方面，因此护理程序的内容、方法也有所不同。这里重点介绍临终患者的护理程序以及需要关注的问题。

（一）家庭护理程序的一般步骤

1. 临终护理评估   临终护理评估包括临终患者的评估和临终患者家庭情况的评估两个方面，临终患者是护理工作的中心，临终患者的评估是整个护理工作的开始，是护理程序最重要的一步。临终患者的家庭是护理工作的重要场所，患者家庭的评估直接影响到护理计划的可行性。具体内容包括评估的目的、内容及收集资料的范围。

2. 临终护理诊断   临终护理诊断是在评估资料的基础上确定临终患者的心理及生理状态，制订临终护理计划，是实施临终护理措施的基础。科学的护理诊断要求：①护理诊断名称要符合定义特征；②评估诊断、依据应充分；③评估相关因素应准确；④每个诊断合乎逻辑且准确。临终护理诊断有疼痛、焦虑、疲乏、绝望、睡眠型态紊乱、照顾角色困难以及呼吸型态改变和营养失调等。

3. 临终护理计划   根据马斯洛的需要层次理论以及护理诊断的首优、中优、次优问题进行排序，确定护理诊断的问题。根据护理诊断制订预期的目标，选择科学的护理措施，书写护理医嘱，并将护理计划告知患者及家属，必要时请家属签字认可。

4. 实施计划   临终护理实施是执行所制订的临终护理计划的过程。实施临终护理计划时，临终护理服务提供者的角色是决策者、组织者、实施者、教育者。临终护理计划的实施者除了医护人员，还应包括临终患者家属和患者本人。计划实施的重点在于控制临终患者的症状，强化患者个体照护，改善营养状况，提高重要器官功能及注重心理疏导。社区护士应具备与临终患者及家属沟通的方法和技巧，掌握必要的心理辅导技术，同时给予居丧照护和帮助，包括实施前准备、实施、实施后记录三步。

5. 临终护理评价　临终护理评价是对患者实施护理措施后的效果与预期的目标进行综合、全过程的评价。社区护士应掌握评价技巧和方法，不断地对临终护理程序的每个步骤做出及时、准确的评价，才能保证临终护理程序的连续性和正确性。

（二）家庭护理的要点

临终患者常发生器官功能衰竭、障碍，表现出疼痛、呼吸困难、恶心、呕吐、排便异常、压力性损伤等症状；临终阶段面临生理和心理双重压力和痛苦的折磨，患者会出现悲痛欲绝、极度恐惧、焦虑烦躁等异常心理和不良情绪；社区护士应及时了解和掌握临终患者的心理反应及行为变化，及时评估、诊断，制订相关的护理措施，有针对性地进行护理干预。

1. 临终患者的生理特点

（1）疼痛：疼痛是临终患者常见的临床症状，疾病不仅对患者的躯体造成痛苦，而且对精神、心理、社会关系方面同样带来不同程度的影响。临终患者尤其是晚期癌症患者在生命的最后阶段大都遭受着疼痛的折磨，表现为患者表情痛苦，大量出汗，处于被动体位，无法入眠，甚至出现人格、性格的不同程度改变。

（2）呼吸衰竭：表现为呼吸表浅、频率或快或慢，出现张口呼吸、潮式呼吸或间停呼吸等呼吸困难症状。

（3）循环衰竭：表现为皮肤苍白、湿冷，四肢发绀，脉搏细速、不规则或测不到，血压逐渐降低，甚至测不到。

（4）消化系统功能障碍：表现为食欲减退、恶心、呕吐、腹胀、脱水、口渴等，有的患者甚至不能进食。

（5）排泄功能异常：常见的排泄功能异常有腹泻、便秘、排尿困难、尿失禁等。

（6）压力性损伤：临终患者因恶病质、卧床时间长、活动减少、营养不良、被动体位、大小便失禁等状况都会增加出现压力性损伤的风险。

（7）感知觉以及意识障碍：表现为视觉逐渐减退，由视觉模糊发展到仅有光感；眼睑干燥、分泌物增多，听觉是最后消失的感觉。意识障碍可出现嗜睡、意识模糊、昏睡、昏迷。

2. 临终患者的心理特点　临终患者的心理反应很复杂，1969 年美国心理学博士库伯勒·罗斯在《论死亡与濒临临终》一书中将临终患者的心理反应分为以下五个阶段，目前得到医学界普遍认可。

（1）否认期：当患者得知自己即将死亡时，通常缺乏足够的心理准备，难以接受现实，其常见的心理反应为"不可能！肯定是医院弄错了"。有的患者表现为到上级医院求医，试图证明是医院误诊。这个时期较短，通常持续数小时或数天，但也有少数患者会持续否认直至死亡。

（2）愤怒期：当患者无法继续否定其病情或者疾病得到确诊时，出现气愤、暴怒和嫉妒。认为上天对自己不公平，厄运为何偏偏降临到自己身上，感到委屈、愤怒、怨天尤人，并可能将愤怒、怨恨的情绪发泄到亲人、朋友、医护人员，甚至无关人士的身上，并拒绝接受治疗。

（3）协议期：患者逐渐接受自己即将死亡的现实，但仍然希望出现奇迹，能够尽可能延长自己的生命。这个时期患者变得和善、宽容、积极配合治疗。有的患者还可能试图通过捐款、做善事、加入宗教、忏悔过去的错误等方式换取命运改变。这个时期对患者是有益的，因为患者正在尽量地用合作和友好的态度来配合医护人员工作。

（4）抑郁期：患者看到自己病情逐渐加重难以逆转，体力衰竭，加上亲人含泪的目光和百般的体贴照顾，患者已认识到治疗无望，自己将不可避免地离开人世，面对死亡的来临，身心非常痛苦，表现为绝望、悲伤、忧郁、消沉，并时常哭泣，甚至可能发生自杀，这时患者急于交代后事，然后沉默不语，但希望亲人能日夜守候在身旁。

（5）接受期：患者开始接受即将死亡的事实，已经对死亡有所准备，情绪变得平稳、安详。同时由于机体走向衰竭，对外界的反应减弱，常常处于嗜睡状态，希望平静地等待死亡降临。

考点 临终患者的心理反应的五个阶段

3. 临终患者的护理措施

（1）生理护理

1）改善循环与呼吸功能。①密切观察患者生命体征、意识状态、呼吸频率、心率、皮肤色泽和温度等的变化。②注意保暖，必要时采用热水袋。③采取合适卧位，改善呼吸功能。意识清醒者取半卧位，昏迷者取仰卧位、头偏向一侧或侧卧位，有利于呼吸道分泌物流出。必要时采用吸痰法吸出痰液，保持呼吸道通畅。④给予氧气吸入，改善呼吸功能。⑤定期通风，保持室内空气新鲜。⑥遵医嘱使用支气管扩张剂、类固醇药物等，注意观察药物使用后的效果及副作用。

2）做好饮食护理：①能进食者给予高热量、高蛋白的流质或半流质饮食，便于吞咽的同时要少量多餐，减轻恶心，增进食欲；②不能进食的患者，采用鼻饲法或完全肠外营养，保障患者营养的供给。

3）做好皮肤以及口腔的护理。①预防压力性损伤：大小便失禁者应保持会阴部、肛门附近皮肤的清洁和干燥，必要时留置导尿；做到勤擦洗、勤按摩、勤更换体位、勤换衣裤；另外要勤整理床单，保持床单清洁、干燥、平整、无碎屑。②每日协助患者漱口，必要时进行口腔护理。

4）减轻感知觉改变的影响。①提供良好的环境：条件允许的可将患者安排于单人病室，环境安静，空气清新，照明适宜，以增加患者的安全感。②保护角膜：如眼睛有分泌物，可以用生理盐水冲洗或用棉棒蘸生理盐水，轻轻擦拭眼部分泌物。如果患者眼睑不能闭合，定期涂眼药膏和覆盖凡士林纱布，防止角膜干燥发生溃疡或结膜炎。③听力是最后消失的感觉，护士应注意语言表达方式，采用温和的语气、清新的语言交谈，消除患者的孤独感。切忌在患者床旁谈论其病情，避免一切不良刺激。

5）减轻疼痛：疼痛不仅严重影响临终患者的日常生活，引起患者强烈的心理反应，导致他们的生活质量下降，而且还会给患者家属带来极度不安和焦虑。常用的疼痛控制方法可分为药物镇痛和非药物镇痛。

药物镇痛：WHO 建议的"三级阶梯药物镇痛方案"，是目前世界各国大力推行的癌痛治疗准则，其具体控制疼痛的方法可以分为两个步骤。首先，准确评估疼痛：社区护士首先应准确评估临终患者疼痛的原因、部位、性质和程度，以便有效地使用镇痛药物。WHO 将疼痛分为四级（表 10-1）。

表 10-1　WHO 的疼痛分级标准

0 级	无痛
1 级	有疼痛，但不严重，可以忍受，不影响睡眠
2 级	疼痛明显，不能忍受，影响睡眠，需用镇痛剂
3 级	疼痛剧烈，不能忍受，严重影响日常活动，需长时间使用镇痛药

然后，认真实施镇痛方案：社区护士在准确评估了患者疼痛的状况后，应协助全科医生认真实施镇痛方案。目前，我国主要采用 WHO 建议推广使用的"三阶梯镇痛疗法"。

第一阶梯：轻微疼痛，只用非阿片类止痛剂，如阿司匹林、布洛芬、萘普生等。

第二阶梯：中等疼痛，可用弱阿片类止痛剂，如可待因、曲马多、氨酚待因等。

第三阶梯：严重疼痛，可用强阿片类止痛剂，如吗啡、美沙酮等。

为确保镇痛方案的有效，社区护士要切实做到按时给药、按需给药。同时，注意患者用药后的反应，指导家属妥善管理阿片类止痛剂，以防发生意外。

非药物镇痛：近年来，许多非药物镇痛方法已广泛地应用于临床，成为对药物镇痛的有益补充，为临终患者带来更多的人道关怀。常用的方法有针灸法、按摩法、冷热疗法、音乐疗法以及心理疗法等。

6）注意安全：当患者意识不清、躁动时要注意安全，必要时要采用牙垫、床档等加以保护。

（2）心理护理

1）否认期：此时期应加强与患者及其家属的沟通，逐步渐进让患者了解病情，但也不能回避问题、欺骗患者、隐瞒病情，以免丧失患者的信任。对于少数出现严重心理问题的患者，应及时汇报和采取措施，避免造成不可挽回的后果。

2）愤怒期：护理人员首先应理解患者的"愤怒"是适应现实情况的过程，是面对死亡的正常反应，并对患者的辱骂等不礼貌行为表示宽容、耐心、谅解，同时积极沟通，引导患者宣泄心中对死亡的恐惧和对未来的忧虑。

3）协议期：此时期的患者对医护人员态度友好和善，积极配合治疗，可能对治疗效果抱有过高的期望，护理人员应认识到这种情绪对患者是有益的，细心照顾患者，尽量满足患者的要求。即使治疗效果欠佳，仍应用专业认真的态度为患者服务，向患者传递积极的信息。

4）抑郁期：此时期患者情绪低落，护理人员应加强安全措施，以防患者采取极端行为。尽量多陪伴患者，鼓励和倾听患者表达自身的痛苦感受。有的患者想要有人陪伴，护理人员应当积极帮助联系家人、朋友或社区临终关怀志愿者。

5）接受期：此时患者的身体功能衰竭、对外界反应减弱，护理人员应提供安静整洁的环境，为患者清洁身体，询问其是否有未完成的心愿，尽可能帮助完成。对于有宗教信仰或民族特殊风俗的患者，护理人员不应加以限制，与患者及家属沟通后，可按宗教或民俗方式进行处理，使患者心境平和安详、有尊严地告别人世。

自 测 题

一、名词解释

1. 临终

2. 临终关怀

二、单选题

1. 临终关怀所重点关注的是

　A. 手术治疗　　　B. 药物治疗

　C. 生存质量　　　D. 延长生命

　E. 疾病康复

2. 临终患者护理时，下面哪项做法不正确

　A. 维护患者尊严

　B. 充分与患者交流

　C. 及时制止患者的愤怒表现

　D. 减轻患者痛苦

　E. 尊重患者的选择

3. 在护理临终患者过程中，实施临终关怀的首要条件是

A. 资金

B. 精湛的护理技术

C. 护理人员良好的心理素质

D. 家属的配合

E. 死亡教育

4. 患者，女，76岁，癌症晚期，疼痛剧烈，不能进食，严重消瘦，自感绝望，经常哭泣、消极厌世，有自杀倾向。该患者目前的心理反应属于

　A. 愤怒期　　　　B. 抑郁期

　C. 接受期　　　　D. 协议期

　E. 否认期

三、简答题

1. 简述临终关怀的特点。

2. 简述临终患者的心理特点。

（桑丽军）

实 训

实训1　社区健康教育计划制订

【实训目的】

1. 熟练掌握社区健康教育计划的制订。

2. 培养良好的沟通能力和团队合作意识。

【实训准备】

1. 教师准备　选择健康教育项目，设定健康教育目标和必要的材料。

2. 学生准备　熟悉社区健康教育的相关理论知识。

【操作流程】

1. 分组　教师将全班同学每6～8人分为一组，每组推选出一名同学作为组长，带领小组成员讨论、制订健康教育计划。

2. 确定健康教育的方向。

3. 选择健康教育对象　认真阅读案例，根据健康教育方向，选择合适的健康教育对象。

4. 评估健康教育需求　通过多种途径收集健康教育对象的资料，为开展健康教育提供依据。

5. 确定健康教育内容　教育内容要具备科学性、针对性、通俗性和实用性。

6. 确定健康教育方法　不论采取哪种方法，都必须以是否容易为教育者所接受，方法是否简便，效率与效果如何等作为评价原则。

7. 确定健康教育材料　教学材料必须符合教育（干预）内容的要求。

8. 组织与培训　确定健康教育的执行人员，搞好组织和培训是执行计划的保证。

9. 安排项目活动日程　根据调研与计划分为设计阶段、准备阶段、执行阶段、总结阶段等4个阶段进行。

10. 设计监测与评价方案　对监测与评价指标、方法、工具、时间，以及监测与评价负责人作出明确的规定。评价时针对学习和教学两部分加以评价。

【实训评价】

教师依据社区健康教育的具体步骤制订评分标准，根据评分标准对各组同学的健康教育效果进行评价。

【实训作业】

根据小组的讨论情况和教师点评书写实践报告。

实训2　社区居民健康档案的建立

【案例设计】

近日，某社区卫生服务中心要求到社区入户为辖区内常住居民建立社区居民健康档案。

【实训目的】

1. 了解社区居民健康档案建立的目的和作用。

2. 熟悉社区居民健康档案的种类和主要内容。

3. 掌握建立社区居民健康档案的方法。

【实训准备】

1. 教师准备　与社区卫生服务中心取得联系，共同制订学生实践计划。提前与调查对象取得联系，预约入户服务时间。

2. 学生准备　复习建立社区居民健康档案的相关内容。

3. 调查对象准备　在预约入户服务时间段内在家中等候。

【操作流程】

1. 统一培训　社区卫生服务中心医护人员对学生入户服务及相关表格填写的注意事项进行统一培训。

2. 分组入户服务　每户调查对象由5～6位学生进行服务，按照调查表逐一进行访谈和体检，并根据调查对象的一般情况及存在的主要健康问题，认真填写表格。入户服务结束后向调查对象发放居民健康卡。

3. 教师对学生的入户服务情况进行点评，认真核对表格填写是否准确、完整，核对无误后归档。

【实训评价】

1. 对社区居民健康档案的类型是否熟悉。

2. 社区居民健康档案的填写内容是否完整、准确。

3. 对社区居民健康档案的建档流程是否掌握。

【实训作业】

按时上交实训报告并写出入户服务中存在的主要问题及改进建议。

实训3　新生儿和产妇的家庭访视

【案例设计】

某产妇，32岁，妊娠39周时在当地医院产科分娩一正常男婴，新生儿体重3.2kg，身长50cm，母婴无异常，3天后出院。

【实训目的】

1. 了解家庭访视的意义和重要性。

2. 熟悉家庭访视的技巧和注意事项。

3. 掌握新生儿和产妇访视中的检查方法、护理操作和健康教育内容。

【实训准备】

1. 用物准备 新生儿模型、人体模型、检查器械和有关物品。

2. 操作者准备 课前复习相关知识，根据访视的内容分组商议角色分配，讨论策划访视的流程并进行模拟演练。

【操作流程及护理配合】

1. 详细了解妊娠、胎儿分娩过程，产妇和新生儿目前的健康状况。

2. 对产妇和新生儿进行体格检查。

3. 对新生儿脐部进行清洁护理。

4. 指导家长对新生儿进行抚触和沐浴。

5. 进行健康指导。

【实训评价】

1. 向产妇和家庭成员了解情况，项目是否齐全、内容是否详细。

2. 对产妇和新生儿的操作是否规范、动作是否轻柔。

3. 健康指导内容是否通俗易懂，内容是否全面。

【实训作业】

学生根据模拟新生儿和产妇家庭访视情况、老师的点评书写实训报告。

实训 4 制订高血压或糖尿病患者的社区干预方案

【案例设计】

某社区常住人口 1784 户，6069 人，该社区 25 ~ 69 岁人群中，高血压患病率为 12.3%，糖尿病患病率为 9.8%。在该社区高血压和糖尿病患者中分别抽取若干名（＞ 100 名）志愿者参与此次社区慢性病干预措施实施。

【实训目的】

1. 了解社区常见慢性病的社区管理方法。

2. 熟悉高血压或糖尿病的高危因素。

3. 掌握高血压或糖尿病患者社区干预方案的制订。

【实训准备】

1. 用物准备 调查问卷。

2. 操作者准备 复习高血压、糖尿病的社区管理和护理的相关理论知识。

3. 患者准备 通过社区服务中心联系社区高血压或糖尿病患者若干名。

【操作流程】

1. 学生 4 ~ 6 人为一组，分组熟悉问卷调查的要求和流程。

2. 进入社区发放调查问卷、收集资料。

3. 整理分析收集的调查问卷，列出社区高血压或糖尿病患者的危险因素。

4. 针对社区高血压或糖尿病危险因素，分组讨论制订干预方案。

5. 老师对各组制订的干预方案进行点评。

【实训评价】

1. 课堂知识的掌握程度，学生调查中资料收集的有效性。

2. 危险因素搜集结果是否正确、全面。

3. 干预方案的内容是否符合要求，是否可行。

【实训作业】

1. 列出被调查社区高血压或糖尿病患者存在的危险因素。

2. 制订被调查社区高血压或糖尿病患者的社区干预方案。

参 考 文 献

崔效忠，2017. 内科护理 . 2 版 . 北京：科学出版社

崔焱，仰曙芬，2017. 儿科护理学 . 6 版 . 北京：人民卫生出版社

邸淑珍，2017. 临终关怀护理学 . 北京：中国中医药出版社

杜雪平，王永利，2016. 实用社区护理 . 北京：人民卫生出版社

富爽，2017. 社区护理学 . 西安：陕西科学技术出版社

李春玉，姜丽萍，2017. 社区护理学 . 4 版 . 北京 . 人民卫生出版社

李兰娟，任红，2019. 传染病学 . 9 版 . 北京：人民卫生出版社

乔萍，狄树婷，储媛媛，2017. 急危重症护理 . 北京：中国科学技术出版社

施榕，2016. 社区护理 . 上海：复旦大学出版社

涂英，沈翠珍，2018. 社区护理学 . 3 版 . 北京：人民卫生出版社

王永军，刘蔚，2017. 社区护理 . 4 版 . 北京：科学出版社

尤黎明，吴瑛，2017. 内科护理 . 6 版 . 北京：人民卫生出版社

曾慧，张静，2017. 老年护理学 . 武汉：华中科技大学出版社

自测题选择题参考答案

第 1 章

1. D 2. D 3. E 4. D 5. B

第 2 章

1. D 2. B 3. E

第 3 章

1. E 2. B 3. B 4. C 5. E 6. B 7. E 8. E

第 4 章

1. D 2. C 3. D 4. C 5. C

第 5 章

1. C 2. A 3. A 4. C 5. B

第 6 章

1. E 2. E 3. B 4. B 5. A

第 7 章

1. C 2. C 3. C 4. A

第 8 章

1. D 2. D 3. A 4. E 5. A

第 9 章

1. E 2. C

第 10 章

1. C 2. C 3. E 4. B